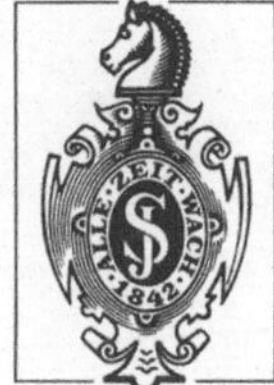

H.-J. Möller (Hrsg.)

Hirnleistungs-störungen im Alter

Pathobiochemie,
Diagnose,
therapeutische Ansatzpunkte

Mit 23 Abbildungen und 42 Tabellen

Springer-Verlag
Berlin Heidelberg New York
London Paris Tokyo
Hong Kong Barcelona
Budapest

Professor Dr. Hans-Jürgen Möller
Universitäts-Nervenklinik
Sigmund-Freud-Str. 25
W-5300 Bonn

Nimodipin-Symposium, Bonn, 18.–19. 5. 1990

ISBN-13: 978-3-540-54274-2   e-ISBN-13: 978-3-642-76767-8
DOI: 10.1007/978-3-642-76767-8

Die Deutsche Bibliothek – CIP-Einheitsaufnahme
Hirnleistungsstörungen im Alter: Pathobiochemie, Diagnose, therapeutische Ansatzpunkte; mit 42 Tabellen/[Nimodipin-Symposium, Bonn, 18.–19. 5. 1990]. H.-J. Möller —Hrsg.). – Berlin; Heidelberg; New York; London; Paris; Tokyo; Hong Kong; Barcelona; Budapest: Springer, 1991.
ISBN 3-540-54274-4 (Berlin...)
ISBN 0-387-54274-4 (New York...)
NE: Möller, Hans-Jürgen [Hrsg.]; Nimodipin-Symposium 1990, Bonn

Gesamtherstellung: Brühlsche Universitätsdruckerei, Gießen
25/3020-543210 – Gedruckt auf säurefreiem Papier

Vorwort

Aufgrund des Absinkens der Geburtenraten, der gesteigerten Lebenserwartung und der verbesserten Möglichkeiten der Infektionsprophylaxe hat die Prävalenz dementieller Erkrankungen vor allem in der Gruppe der Höchstaltrigen zugenommen und das Ausmaß einer Epidemie erreicht. Von manchen Epidemiologen wird der häufigste Prototyp der dementiellen Erkrankung im Alter, die senile Demenz vom Alzheimer-Typ, als die Krankheit des Jahrhunderts bezeichnet. In vielen Industrienationen stellt sie – nach den Herz-Kreislauf-Erkrankungen, den Malignomen und dem Schlaganfall – die vierthäufigste Todesursache dar.

Diese Tatsache hat zu verstärkten Bemühungen geführt, dementielle Erkrankungen möglichst frühzeitig zu diagnostizieren und die senile Demenz vom Alzheimer-Typ und die Multi-Infarkt-Demenz von anderen Formen, die einer kausalen Behandlung im engeren Sinne des Wortes zugänglich sind, zu differenzieren. Gleichzeitig wurden vermehrt Anstrengungen unternommen, die Möglichkeiten der medikamentösen Therapie von Hirnleistungsstörungen im allgemeinen und speziell der senilen Demenz vom Alzheimer-Typ zu entwickeln.

Während lange Zeit die Verbesserung der Hirndurchblutung als ein wesentliches Behandlungsziel bei der Altersdemenz galt, stehen heute Präparate im Vordergrund des Interesses, die zu einer Verbesserung des Energiestoffwechsels im Gehirn führen bzw. die bestimmte zentralnervöse Transmittervorgänge oder andere zelluläre Prozesse beeinflussen.

Die bisher verfügbaren Medikamente zur Verbesserung von Hirnleistungsstörungen sind sehr umstritten. Das Spektrum der Positionen reicht von eindeutiger Ablehnung bis zur reflektierten Zustimmung. Dementsprechend gibt es unterschiedliche Verschreibungsgewohnheiten der Ärzte. Für diese unerfreuliche Situation gibt es eine Reihe von Gründen. Neben verschiedenen konzeptionellen Problemen, die mit dem Begriff und der Wirkungsweise der Nootropika verbunden sind, stellen insbesondere die oft geringen Placebo-Verum-Differenzen und die z. T. geringe Stabilität der Befunde zur Wirksamkeit bestimmter Nootropika ein besonderes Problem in diesem Bereich der klinischen Psychopharmakologie dar. Von den in der Versorgung tätigen Ärzten wird auch die möglicherweise zu geringe Alltagsrelevanz der Behandlungseffekte von Nootropika kritisiert.

Die bisher verfügbaren Nootropika sind größtenteils in einer Zeit entwickelt und klinisch geprüft worden, als die klinisch-methodologischen Kenntnisse in der Gerontopsychiatrie und in der klinischen Nootropikaforschung noch unzureichend waren. Diese unzureichende Methodik hat sicherlich dazu beigetragen, daß der Wirksamkeitsnachweis der bisher verfügbaren Nootropika unbefriedigend verlaufen ist. In den letzten Jahren haben sich verschiedene Kommissionen auf nationaler und internationaler Ebene damit beschäftigt, einen optimalen Standard der Methodologie von Nootropikaprüfungen zu etablieren. Neuere Nootropikaprüfungen, die sich daran orientierten, konnten eindeutigere Wirksamkeitsnachweise für einige dieser Medikamente liefern.

Nachdem der theoretisch so plausible Ansatz, durch Gabe cholinerger Substanzen den nachgewiesenen Azetylcholinmangel bei senilen Demenzen vom Alzheimer-Typ zu kompensieren, wegen nicht ausreichender Wirksamkeit sowie einer Reihe anderer Schwierigkeiten nicht zu einem voll befriedigenden Therapieansatz geführt hat, scheint mit dem Prinzip des Kalziumantagonismus ein neuer, theoretisch gut fundierter Ansatz zu bestehen, in die den Hirnleistungsstörungen zugrunde liegenden pathogenetischen Prozesse einzugreifen. Dieses unter dem Aspekt der Nootropikaentwicklung neue Wirkprinzip erweckt Hoffnungen, einen deutlichen Schritt vorwärts zu kommen in Richtung einer effizienten medikamentösen Therapie dementieller Erkrankungen. Die bisher vorliegenden klinischen Ergebnisse bestärken diesen Optimismus.

Der Band enthält die überarbeiteten Referate eines Symposiums, das im Mai 1990 in Bonn stattfand. Im Zentrum standen pharmakologische Beiträge zum Prinzip des Kalziumantagonismus (Regulierung des Kalzium-Einstroms in die Zelle) als möglicher Behandlungsansatz für dementielle Erkrankungen sowie klinische Beiträge zum Wirksamkeitsnachweis des Kalziumantagonisten Nimodipin bei dementiellen Erkrankungen. Außerdem wurden allgemeine Aspekte der Diagnostik und Therapie dementieller Erkrankungen erörtert.

Den Referenten sei für die sorgfältige Überarbeitung der Manuskripte gedankt. Besonderer Dank gebührt meinem Mitarbeiter Herrn Dr. Horn, der mir bei der Herausgabe dieses Buches hilfreich zur Seite stand.

Bonn, Januar 1991   H.-J. Möller

Mitarbeiterverzeichnis

Branik, Michael, Dr.
Pharma Deutschland, Med. Wiss.-Abteilung, BAYER AG,
Hemmelrather Weg 201, W-5090 Leverkusen

Burkard, G.
ANFOMED-GmbH, Röttenbacher Straße 17, W-8521 Mörendorf

de Jonge, M., Dr.
Institut für Neurobiologie, Troponwerke GmbH & Co. KG,
Berliner Straße 156, W-5000 Köln 80

Dycka, J., Dr.
Inst. für Biometrie, Pharma-Forschungszentrum, BAYER AG, Aprather Weg,
W-5600 Wuppertal

Erzigkeit, H., Priv.-Doz. Dr. med.
Psychiatrische Klinik der Universität Erlangen-Nürnberg, Schwabachanlage 6
und 10, W-8520 Erlangen

Fischer, B., Professor Dr. med.
Reha- und Schwerpunkt-Klinik für Hirnfunktionsstörungen,
W-7618 Nordrach-Klausenbach

Greuel, J. M., Dr.
Institut für Neurobiologie, Troponwerke GmbH & Co. KG, Berliner Straße 156,
W-5000 Köln 80

Herrmann, W. M., Prof. Dr. med.
Univ.-Klinikum Rudolf-Virchow, Standort Charlottenburg, Psychiatrische
Klinik und Poliklinik, Eschenallee 3, W-1000 Berlin 19

Horn, R., Dr. med.
Universitäts-Nervenklinik und Poliklinik/Psychiatrie, Sigmund-Freud-Straße 25,
W-5300 Bonn 1

Hoyer, S., Prof. Dr. med.
Institut für Pathochemie und Allgemeine Neurochemie, Ruprecht-Karls-
Universität, Im Neuenheimer Feld 220–221, W-6900 Heidelberg

Kanowski, S., Prof. Dr. med.
Univ.-Klinikum Charlottenburg der Freien Universität, Psychiatrische Klinik
und Poliklinik, Gerontopsychiatrie, Eschenallee 3, W-1000 Berlin 19

Kapoula, O., Dr. med.
Med. Psychologie und Psychopathometrie der Universität Erlangen-Nürnberg,
Kopfklinikum, Schwabachanlage 6 und 10, W-8520 Erlangen

Kurz, A., Priv.-Doz., Dr. med.
Psychiatrische Klinik und Poliklinik, Klinikum r. d. Isar der TU, Möhlstraße 26,
W-8000 München 80

Lauter, H., Prof. Dr. med.
Psychiatrische Klinik u. Poliklinik, Klinikum r. d. Isar der TU, Möhlstraße 26,
W-8000 München 80

Lehfeld, H., Dr. med.
Psychiatrische Klinik der Universität Erlangen-Nürnberg, Schwabachanlage 6
und 10, W-8520 Erlangen

Lehrl, S., Dr.
Med. Psychologie u. Psychopathometrie der Universität Erlangen-Nürnberg,
Kopfklinikum, Schwabachanlage 6 und 10, W-8520 Erlangen

Möller, H.-J., Prof. Dr. med.
Universitäts-Nervenklinik und Poliklinik, Psychiatrie, Sigmund-Freud-Straße 25,
W-5300 Bonn

Schmage, N., Dr. med.
Pharma-Forschungszentrum, FE Klinische Forschung, BAYER AG,
Aprather Weg, W-5600 Wuppertal

Schuback, G., Dr. med.
Hauptstraße 12, W-8551 Heroldsbach

Schuurman, T., Dr.
Institut für Neurobiologie, Troponwerke GmbH & Co. KG, Berliner Straße 156,
W-5000 Köln 80

Stephan, K., Dr.
AFB Klinische Forschung GmbH, Kurfürstendamm 217, W-1000 Berlin 15

Inhaltsverzeichnis

Klinische und apparative Diagnostik der Hirnleistungsstörungen

H. Lauter

Als Hirnleistungsstörungen bezeichnen wir eine Reihe verschiedenartiger kognitiver Beeinträchtigungen, die sich auf die Erfassung, Verarbeitung, Speicherung und Wiedergabe von Umweltinformationen beziehen. Derartige Leistungseinbußen wirken sich auf viele unterschiedliche Bereiche intelligenten Verhaltens aus. Sie können Aufmerksamkeit und Konzentration, Denken und Urteilen, Gedächtnis, sprachliche Funktionen, Erkennen und Wahrnehmen, zielgerichtetes Handeln oder räumliche Orientierung betreffen. Sie treten isoliert oder in Form von typischen Merkmalskombinationen auf. Oft handelt es sich um komplexe Störungsmuster, deren genaue Struktur durch neuropsychologische Untersuchungstechniken analysiert werden muß. Die Kenntnis einer spezifischen Hirnleistungsstörung ermöglicht deren Zuordnung zu einem bestimmten Ort oder zu mehreren Regionen innerhalb des Zentralnervensystems. Hirnleistungsstörungen sind Ausdruck einer hirnorganischen – funktionellen oder morphologischen – Schädigung, die das Gehirn direkt oder indirekt in Mitleidenschaft zieht. Sie treten daher vorzugsweise bei organisch bedingten psychischen Erkrankungen auf. Oft gehen sie mit Beeinträchtigungen des Antriebs, der Affektivität, der Psychomotorik, der Persönlichkeit und des Verhaltens einher oder sind mit vegetativen Erscheinungen verbunden. Die Hirnleistungsstörungen sind dann Teilerscheinungen der sog. organischen Psychosyndrome. Diese Psychosyndrome, zu denen u.a. die Merkmalskombinationen von Delir, Amnesie und Demenz gehören, können – mit gewissen Einschränkungen – als sensitive und spezifische Indikatoren hirnorganischer Krankheitsprozesse betrachtet werden. Unter dem Begriff des Demenzsyndroms fassen wir erworbene globale Beeinträchtigungen von Gedächtnis, anderen kognitiven Leistungen und Persönlichkeit zusammen, die nicht – wie das Delir – auf einer Bewußtseinsstörung beruhen. Ein solches Demenzsyndrom gilt als psychopathologisches Kennzeichen vieler chronisch verlaufender Hirnerkrankungen, die häufig – aber keineswegs immer – einen progredienten Verlauf aufweisen.

Bei der klinischen und apparativen Diagnostik der Hirnleistungsstörungen kommt es darauf an, daß sich der Untersucher zur richtigen Zeit einige wichtige Fragen stellt und hierauf die passende Antwort findet. Die Art dieser Fragen ist in Tabelle 1 dargestellt.

1) Die erste dieser Fragen heißt *„Wohin?"*. Was ist das Ziel der diagnostischen Erkenntnis? Geht es um die klinische Zuordnung der kognitiven Leistungseinbußen zu einer spezifischen Syndromkategorie – also zu Symptomkombinationen, wie sie für ein Delir, eine Demenz oder eine Depression charakteristisch sind – oder zu einer bestimmten Krankheitsgruppe, also beispielsweise der alko-

Hirnleistungsstörungen im Alter
Hrsg.: Hans-Jürgen Möller
© Springer-Verlag Berlin Heidelberg 1991

Tabelle 1. Die Fragen der diagnostischen Erkenntnis

1. Wohin?	Ziel des Erkenntnisprozesses
2. Was?	Inhalt der Erkenntnissuche
3. Warum?	Begründung des Erkenntniszusammenhangs
4. Womit?	Mittel der Erkenntnisgewinnung
5. Wodurch?	Weg der Erkenntnisfindung
6. Wie?	Formen des Erkenntnisvorgangs

holischen Korsakow-Psychose, der Alzheimer-Krankheit, dem Stirnhirntumor oder der monopolaren affektiven Psychose? Möchte der Untersucher Aufschlüsse über die zeitliche Entwicklung von Hirnleistungsstörungen gewinnen, die auf der Grundlage einer Hirnschädigung entstanden sind? Will er Feststellungen über die Abhängigkeit der kognitiven Symptomatik von äußeren Einflußfaktoren, insbesondere von der Anwendung eines Therapieverfahrens treffen? Oder geht es um eine exakte neuropsychologische Analyse der zunächst nur global erfaßten Hirnleistungsstörungen, also z. B. um die Erkennung einer Raumagnosie, eines Neglectsyndroms, einer Einbuße des anterograden episodischen Gedächtnisses oder einer Beeinträchtigung der selektiven Aufmerksamkeit? Ohne klare Vorstellungen über die Zielsetzung des Ergebnisprozesses können die folgenden Schritte der diagnostischen Erhellung nicht in erfolgversprechender Weise durchgeführt werden.

2) Von der Beantwortung der ersten hängt die der zweiten Frage nach dem *„Was?"* der Untersuchung ab. Auf welche spezifischen Aspekte der Hirnleistungsstörungen, der mit ihnen einhergehenden körperlichen Befunde und der ihnen zugrundeliegenden Ursachen muß der erhellende Blick der Diagnostik gerichtet sein, und welche anderen Ausschnitte des Störungsszenariums dürfen im Halbdunkel bleiben? Was muß angesichts der vorgegebenen Zielsetzung der Untersuchung zum Inhalt des Erkenntnisprozesses gemacht werden?

3) Die Antwort auf diese Frage hängt so eng mit der folgenden dritten Frage zusammen, daß beide gemeinsam beantwortet werden müssen. Die Frage nach dem notwendigen Inhalt des Erkenntnisprozesses ist von der nach der Begründung des Erkenntniszusammenhangs nicht zu trennen. Wissenschaftliches Fragen zielt nicht nur auf die Feststellung von Sachverhalten ab, die in der Wirklichkeit zu beobachten sind; vielmehr soll zugleich nach einer Begründung für das gemeinsame Auftreten dieser Phänomene gesucht werden. Diagnostik beschreibt also nicht nur das, was an einem Patienten zu sehen ist, sondern sie fragt auch nach dem Warum des Zusammenhangs zwischen den beobachteten Wirklichkeitsmerkmalen. Die dritte Frage ist also die nach dem *„Warum?"*.

Die Antwort hierauf erfolgt in Form von erklärenden und prädiktiven Hypothesen, die bestimmte Regeln und Gesetzesaussagen über den Zusammenhang von Erscheinungen beinhalten. Der Diagnostiker wendet also seine Aufmerksamkeit denjenigen wissenschaftlichen Aussagen zu, die aufgrund der diagnostischen Zielsetzung in das Blickfeld der erkennenden Wahrnehmung zu rücken sind.

Eine solche Hypothese würde beispielsweise darin bestehen, daß bestimmte Formen von Hirnleistungsstörungen einen sensitiven oder spezifischen Indikator für bestimmte Kategorien psychiatrischer Erkrankungen darstellen oder daß bestimmte Störungskonfigurationen überdurchschnittlich häufig durch spezifische Schädigungsursachen hervorgerufen werden. Eine andere Gesetzesaussage würde beinhalten, daß kognitive Funktionsstörungen spezifischer Art auf lokalisierbare Läsionen in exakt bestimmbaren Regionen des Zentralnervensystems hindeuten oder daß regelhafte Beziehungen zwischen der Qualität und Quantität von Hirnleistungsstörungen und bestimmten morphologischen oder funktionalen Parametern bestehen, die sich mit Hilfe bildgebender Verfahren darstellen lassen. Weitere Hypothesen könnten die Beziehungen zwischen Hirnleistungsstörungen, Persönlichkeitsveränderungen, Emotionalität und Verhaltensauffälligkeiten zum Inhalt haben oder Zusammenhängen zwischen Hirnleistungsstörungen und Bewältigung von Alltagsaufgaben, Selbstwahrnehmung oder der Belastung von Angehörigen nachgehen. Die Art dieser Hypothesen hängt zwar von der Zielsetzung der Untersuchung ab, bestimmt aber zugleich diejenigen Aspekte der Phänomene, die von der Diagnostik erfaßt werden müssen oder aus der Beobachtung ausgeblendet werden können. Die Was-Frage – also der notwendige Inhalt der empirischen Erkenntnis – ist also von der Warum-Frage – also der Suche nach begründenden Zusammenhangshypothesen – abhängig.

4) Die Frage nach dem „*Womit?*" bezieht sich auf die verfügbaren Mittel des Erkenntnisvorgangs. Die diagnostischen Instrumente zur Untersuchung von Patienten mit einer Hirnleistungsstörungen lassen sich in vier Gruppen unterteilen: a) die „freie psychiatrische Befunderhebung" mit den bewährten Methoden der unmittelbaren ärztlichen Beobachtung und der Befragung des Patienten und seiner Angehörigen, b) die Anwendung standardisierter psychopathologischer, neuropsychologischer oder klinischer Beurteilungsverfahren, c) die körperliche Untersuchung und d) die Heranziehung zusätzlicher technisch-apparativer Verfahren.

Das wichtigste dieser Instrumente ist natürlich das erste: die sorgfältige psychiatrische Anamnese und Befunderhebung. Sie soll nicht nur das „Was" der wahrgenommenen Phänomene beschreiben, sondern auch eine „Warum"-Hypothese aufstellen. Alle weiteren Untersuchungsschritte dienen nicht zur beliebigen Aufdeckung und Anhäufung weiterer Befunde, sondern zur Erfassung solcher Merkmale, welche die mittels der psychiatrischen Untersuchung aufgestellten Hypothesen verifizieren, falsifizieren oder präzisieren. Die psychiatrische Befunderhebung setzt voraus, daß der jeweilige Untersucher weiß, was er beobachten will, welche Informationen er hierfür benötigt und wie er das Ergebnis dieser diagnostischen in einer terminologischen Sprache ausdrückt, die den gemeinten Sachverhalt unzweideutig zur Darstellung bringt und als Grundlage allgemeinverständlicher Mitteilungen geeignet ist. Ein solches auf Erfahrung und Kennerschaft beruhendes Vorgehen hat natürlich den unschätzbaren Vorteil, daß sich der Psychiater in flexibler Weise an die Bedürfnisse und Fähigkeiten des befragten Patienten oder dessen Angehörige anpassen kann und daß sich damit eine entspannte Gesprächsatmosphäre herstellen läßt, die dem Zweck der Untersuchung zugute kommt.

Andererseits weisen die Aussagen, die sich mit einer derartigen flexiblen Technik erzielen lassen, zwangsläufig ein gewisses Maß an Informations- und Beobachtungsdefizit auf und lassen sich kaum in Form quantifizierender Feststel-

Tabelle 2. Beobachtungsskalen

Demenzskala (Blessed et al. 1968)
IADL (Lawton u. Brody 1969)
SCAG (Shader et al. 1974)
BCRS (Reisberg 1983)
Behave-AD (Reisberg 1987)
Ischämieskala (Hachinski et al. 1975)
BDS (Reisberg 1983)

Tabelle 3. Klinische Demenztests

IMC-Test (Roth u. Hopkins 1953; Blessed et al. 1968)
MMSE (Folstein et al. 1975)
HDS (Dastoor u. Cole 1986)
ADAS (Rosen et al. 1984)
DRS (Mattis 1976)

lungen ausdrücken. Diesen Mängeln kann durch die Anwendung standardisierter klinischer Beurteilungsinstrumente entgegengewirkt werden. Diese Instrumente können vier verschiedenen Kategorien zugeordnet werden.

Zur ersten Kategorie gehören Beobachtungsskalen (Tabelle 2). Mit ihnen lassen sich verschiedene Aspekte von Verhalten, Erleben, kognitiver Kompetenz und sozialer Anpassung aufgrund der Selbstbeurteilung des Patienten und vor allem mittels der Fremdbeurteilung durch Ärzte, klinische Psychologen, Pflegepersonal oder Angehörige erfassen, zu gewichteten oder ungewichteten Merkmalslisten zusammenstellen und in einem Summenscore ausdrücken, der eine Quantifizierung des Beeinträchtigungsgrades erlaubt. Die Beurteilung von Hirnleistungsstörungen mit Hilfe solcher Beobachtungsskalen dient unterschiedlichen Untersuchungszielen; sie können zur Einschätzung der Störungsintensität (Demenzskala: Blessed et al. 1968), der Beeinträchtigungen im Alltagsleben (IADL: Lawton u. Brody 1969), des Verlaufs psychogeriatrischer Krankheiten (SCAG: Shader et al. 1974), zur groben Erfassung verschiedener Störungsbereiche (BCRS: Reisberg 1983) oder störender Verhaltensauffälligkeiten (Behave-AD: Reisberg 1987), zur Einordnung klinischer Symptome in spezifische Krankheitskategorien (Ischämieskala: Hachinsky et al. 1975) oder zur Feststellung des Verlaufsstadiums einer Krankheit (GDS: Reisberg 1983) herangezogen werden.

Während mit Hilfe von Beurteilungsskalen die kognitive Kompetenz des Patienten unter vielfältigen natürlichen Umweltbedingungen erfaßt wird, läßt sich mit der zweiten Kategorie standardisierter Beurteilungsinstrumente – den klinischen Demenztests (Tabelle 3) – eine Aussage über das Verhalten des Patienten bei der Bewältigung vorgegebener kognitiver Aufgaben treffen. Die hierfür geeigneten international gebräuchlichen klinischen Instrumentarien unterscheiden sich durch die Breite des untersuchten Störungsbereichs und die Genauigkeit und Differenziertheit der Erfassungsmethode. Einige dieser Tests beschränken sich auf die Prüfung von Orientierung, Gedächtnis und Konzentration (IMC: Roth u.

Tabelle 4. Semistrukturierte Interviewverfahren

CPIS (Goldberg et al. 1970; Cooper u. Schwarz 1982)
GMS (Copeland et al. 1975)
CARE (Gurland et al. 1977)
CAMDEX (Roth et al. 1986)
SIDAM (Zaudig et al. 1989)

Tabelle 5. Neuropsychologische Testverfahren

Prüfung verschiedener Gedächtnisfunktionen
    (z. B. Lern- und Gedächtnistest: LGT3; Münchner Gedächtnistest: MGT)
Prüfung sprachlicher Leistungen
    (z. B. Aachener Aphasietest: AAT) ·
Prüfung optisch-räumlicher und konstruktiver Leistungen
    (z. B. Mosaiktest, Bender-Gestalttest)
Prüfung kognitiver Kontrollfunktionen
    z. B. Aufmerksamkeit (d2-Test)
        Intelligenz (reduzierter Wechsler-Intelligenztest: WIP)
        Problemlöseverhalten (Wisconsin Card Sorting Test: WCST)
Prüfung von Persönlichkeitsveränderungen
    (z. B. Münchener Persönlichkeitstest: MPT)

Hopkins 1953; Blessed et al. 1968); andere beziehen auch eine globale Erfassung sprachlicher, arithmetischer oder optisch-räumlicher Funktionen ein (MMSE: Folstein et al. 1975) oder erstrecken sich auf ein breiteres Spektrum kognitiver Leistungen (HDS: Dastoor u. Cole 1986; ADAS: Rosen et al. 1984; DRS: Mattis 1976). Alle diese Verfahren benötigen nur einen geringen Zeitaufwand, erlauben infolgedessen aber auch nur einen allgemeinen Überblick über Art und Schwere der kognitiven Leistungseinbußen.

Bei der dritten Gruppe von standardisierten Beurteilungsverfahren handelt es sich um semistrukturierte Interviewinstrumente (Tabelle 4). Mit ihnen soll nicht nur die Erfassung klinischer Beobachtungen, sondern darüber hinaus die Art der hierfür erforderlichen Informationsgewinnung vereinheitlicht werden. Strukturierung der Untersuchungssituation und erforderlicher Zeitaufwand sind entsprechend größer. Zu dieser Kategorie gehören CPIS (Goldberg et al. 1970; Cooper u. Schwarz 1982), GMS (Copeland et al. 1975), CARE (Gurland et al. 1977), CAMDEX (Roth et al. 1986) und SIDAM (Zaudig et al. 1989). Einige dieser Verfahren sind Kombinationsinstrumente, da sie gleichzeitig standardisierte Beobachtungsskalen und klinische Kurztests enthalten; sie können teilweise zur nosologischen Klassifikation verschiedenartiger Demenzerkrankungen benutzt werden.

Zur vierten Kategorie von standardisierten Beurteilungsverfahren für die Diagnostik von Hirnleistungsstörungen sind neuropsychologische Methoden der Befunderhebung zu rechnen (Tabelle 5). Von den klinischen Kurztests unterscheiden sie sich dadurch, daß sie eine sehr viel differenziertere Erfassung spezifischer kognitiver Leistungseinbußen erlauben, und daß die Testergebnisse mit

Normwerten verglichen werden können, welche Alter, Geschlecht und Bildungsniveau des untersuchten Patienten berücksichtigen.

Derartige neuropsychologische Untersuchungsverfahren erstrecken sich auf
die Bereiche verschiedener Gedächtnisfunktionen, sprachlicher und optisch-
räumlicher Leistungen und kognitiver Kontrollfunktionen – wie z. B. verschiedene Aspekte von Aufmerksamkeit, Denken und Problemlöseverhalten. Sie eignen
sich vor allem zur Früherkennung und differenzierten Verlaufsbeobachtung
hirnorganischer Krankheitsprozesse und zur Erkennung spezifischer kognitiver
Funktionseinbußen zum Zweck einer gezielten Rehabilitation oder einer möglichst genauen Zuordnung der Symptomatik zu lokalisierbaren morphologischen
oder funktionalen Schädigungen neuronaler Systeme. Es gibt zahlreiche neuropsychologische Einzeltests und Testbatterien, von denen in der konkreten Untersuchungssituation diejenigen ausgewählt werden müssen, die zur Beantwortung
der jeweiligen Fragestellung voraussichtlich am besten geeignet sind.

Leider entsprechen nur wenige dieser Verfahren den formalen Kriterien eines
objektiven und gut normierten Tests. Insgesamt fehlen Untersuchungsinstrumente, die für ältere Patienten entwickelt wurden.

Auf die dritte Gruppe von diagnostischen Instrumenten – also auf die allgemein gebräuchlichen und bekannten körperlichen Untersuchungsverfahren –
brauche ich sicher nicht einzugehen und kann mich daher dem letzten Abschnitt
der Diagnostik zuwenden, also der Befunderhebung mit Hilfe technisch-
apparativer Methoden. Die letzteren können in drei Kategorien untergliedert
werden: Laboruntersuchungen, Methoden der neurophysiologischen Befunderhebung und bildgebende Diagnostik zur Darstellung der Hirnmorphologie und
der Hirnfunktionen. Unter den zahlreichen laborchemischen Parametern sind in
der Tabelle 6 nur diejenigen aufgeführt, die zu dem üblichen Routineprogramm
der Demenzdiagnostik gehören und zur Aufdeckung potentiell behebbarer
Krankheitsursachen unentbehrlich sind; die neurophysiologischen Verfahren
sind in Tabelle 7 nur insoweit aufgezählt, als sie relativ häufig zur Erfassung der
neurobiologischen Grundlagen von Hirnleistungsstörungen herangezogen werden. Dagegen sind die bildgebenden Verfahren vollzählig aufgelistet, werden
aber in absehbarer Zeit um die Magnetenzephalographie ergänzt werden (Tabelle 8).

Tabelle 6. Laboruntersuchungen (diagnostisches Routineprogramm beim Vorliegen eines Demenzsyndroms)

– Urinstatus
– Blutbild
– Elektrolyte
– Harnstoff, Kreatinin
– Leberfunktionen
– Eiweißelektrophorese
– TPHA
– Schilddrüsenhormone
– Vitamin B_{12} und Folsäure

Tabelle 7. Neurophysiologische Untersuchungsverfahren

- Elektroenzephalographie
- Evozierte Potentiale
- Ultraschalldopplersonographie
- Messung der regionalen Hirndurchblutung

Tabelle 8. Bildgebende Hirndiagnostik

1. Untersuchung der Hirnmorphologie
- Computertomographie: CT
- Magnetresonanztomographie (= Kernspintomographie): NMR (= MRT)
- Zerebrale Angiographie

2. Untersuchung der Hirnfunktion
- Computerisiertes Mapping von EEG oder evozierten Potentialen
- Single-Photonen-Emissions-Computertomographie (SPECT)
- Positronen-Emissionstomographie (PET)
- Magnetresonanzspektroskopie (= Kernspinspektroskopie): MRS

5) Wenn ich die verschiedenen Mittel des Erkenntnisvorgangs kenne, muß ich mich um den bestmöglichen Weg der Erkenntnisfindung bemühen. Damit stellt sich die Frage nach dem „Wodurch?". Welche von den zahlreichen Erkenntnismitteln soll der Diagnostiker benutzen, um das Ziel der Fragestellung zu erreichen? Die Antwort hierauf soll mit Hilfe einiger Beispiele gegeben werden. Der Einsatz differenzierter neuropsychologischer Testverfahren ist unnötig, wenn es um die Diagnose einer schweren kognitiven Leistungseinschränkung bei einem Patienten nach einem Schlaganfall geht; die Art der Diagnose ergibt sich ja bereits aus Anamnese und klinischem Befund. Die neuropsychologische Untersuchung kann aber dennoch unerläßlich sein, um beim gleichen Patienten die Art der vorhandenen Sprachstörung zu analysieren und eine gezielte kognitive Rehabilitation einzuleiten. Ein umfangreiches Laborscreening ist notwendig, solange die Ursache der kognitiven Leistungsstörung nicht genau bekannt ist, erübrigt sich aber natürlich, wenn die Art der zugrundeliegenden Hirnerkrankung bereits durch andere diagnostische Verfahren ermittelt werden konnte. Ein Computertomogramm reicht i. allg. zur Erkennung morphologischer Hirnschädigungen aus; wenn es aber auf die Erfassung von Marklagerveränderungen ankommt, ist die Kernspintomographie besser geeignet. Oder, um noch ein letztes Beispiel anzuführen: Zur Früherkennung von Demenzerkrankungen benötigt man andere neuropsychologische Testaufgaben als zur Verlaufsbeobachtung oder zur Beurteilung des Therapieerfolgs.

6) Der ärztliche Diagnostiker bedarf für die Anwendung seiner Instrumente einer Bedienungsanleitung, wenn er die Erkenntnisgewinnung in richtiger Weise vornehmen will. Die Bedeutung vieler psychiatrischer Begriffe ist heute durch operationale Bestimmungsmerkmale festgelegt. Ein bestimmter Terminus wird durch die Kriterien definiert, die ein beobachtbarer Sachverhalt aufweisen muß, um diesem Begriff zu entsprechen. Die Eingruppierung eines psychiatrischen Zu-

standsbildes in eine spezielle Syndrom- oder Krankheitskategorie wird also von
einer bestimmten Anzahl gewichteter Merkmale abhängig gemacht, die konven-
tionsgemäß für diese Kategorie charakteristisch sind. Art und Zahl dieser Kriterien sind durch eine algorithmische Entscheidungsregel festgelegt. Die Definition
der verschiedenen Einzelmerkmale erfolgt aufgrund vorgegebener Untersu-
chungsoperationen, mit deren Hilfe Vorhandensein oder Fehlen des jeweiligen
Kriteriums zuverlässig bestimmt werden können. Die heute gebräuchlichen psychiatrischen Klassifikationssysteme – wie z. B. das DSM III-R oder die ICD-10 –
enthalten beispielsweise bezüglich des Demenzsyndroms oder bestimmter Demenzerkrankungen eindeutige diagnostische Richtlinien, welche die Art der jeweiligen Kriterien, die erforderlichen Untersuchungsstrategien sowie den algo-
rithmischen Entscheidungsprozeß von vornherein festlegen.

Allerdings kann sich die psychopathologische und somatische Diagnostik auf
dem Gebiet der Hirnleistungsstörungen nicht immer auf derartig eindeutige Kriterien stützen. So ist beispielsweise der Begriff „Beeinträchtigung des Langzeitgedächtnisses" unscharf, da er auf die vielfältigen Möglichkeiten der Gedächtnis-
prüfung nicht ausreichend Bezug nimmt. Ähnliches gilt für Begriffe wie „Leuko-
araiose" oder für therapeutische Aussagen, die sich auf die Verlaufsbeurteilung
von Hirnleistungsstörungen beziehen. Der Untersucher kann hierbei nicht von
vornherein wissen, welcher Sachverhalt mit derartigen Begriffen gemeint ist und
mit welchen instrumentalen Operationen die Diagnostik durchgeführt werden
soll. Er folgt dann meist seiner persönlichen Berufserfahrung oder greift auf
Kenntnisse zurück, die er sich im Rahmen seiner beruflichen Ausbildung ange-
eignet hat.

Die Tätigkeit des ärztlichen Untersuchers bei der Diagnostik von Hirnleistungsstörungen ähnelt in mancher Hinsicht der Rolle des Beleuchtungsinspi-
zienten bei einer Bühnenaufführung. Seine Aufgabe besteht darin, einen bestimmten Ausschnitt der Wirklichkeit so zu erhellen, daß hierdurch die Absicht
des Regisseurs, also die eindeutige Darstellung eines durch einen bestimmten Begriff gekennzeichneten empirischen Sachverhalts erfüllt wird. Die damit verbun-
dene berufliche Befriedigung beruht auf der Tatsache, daß das Diagnostizieren
ein Durchschauen des inneren Zusammenhangs von Krankheitserscheinungen
bedeutet, die ständige Überprüfung begründender und prädiktiver wissenschaftlicher Gesetzesaussagen erfordert und sogar die Wahrnehmung von Phänome-
nen ermöglicht, deren Erscheinungsform und regelhafter Zusammenhang sich
mit Hilfe der gegenwärtigen Begriffssprache nicht angemessen erfassen und beschreiben läßt.

Zusammenfassung

Bei der Diagnostik von Hirnleistungsstörungen steht neben der Anamneseer-
hebung und der klinischen Untersuchung die psychiatrische Befunderhebung an
erster Stelle. Diese Vorgehensweise bietet den Vorteil, daß man sich in flexibler
Weise an die Bedürfnisse und Fähigkeiten des befragten Patienten und dessen
Angehörige anpassen kann. Der Nachteil ist zwangsläufig ein gewisses Maß an
Informations- und Beobachtungsdefizit, das durch die Anwendung standardi-

sierter klinischer Beurteilungsinstrumente ausgeglichen werden kann. Dazu gehören Beobachtungsskalen, mit denen verschiedene Aspekte von Verhalten, Erleben, kognitiver Kompetenz und sozialer Anpassung aufgrund der Selbstbeurteilung des Patienten und vor allem aufgrund von Fremdbeurteilungen erfaßt und gewertet werden können. Mit klinischen Demenztests kann eine Aussage über das Verhalten des Patienten bei der Bewältigung vorgegebener kognitiver Aufgaben getroffen werden. Einige dieser Tests beschränken sich auf die Prüfung von Orientierung, Gedächtnis und Konzentration, andere beziehen auch eine globale Erfassung sprachlicher, arithmetischer oder optisch-räumlicher Funktionen ein. Alle diese Verfahren erfordern nur einen geringen Zeitaufwand. Semistrukturierte Interviewinstrumente haben das Ziel, die Informationsgewinnung zu vereinheitlichen. Strukturierung der Untersuchungssituation und erforderlicher Zeitaufwand sind entsprechend größer. Standardisierte neuropsychologische Methoden der Befunderhebung erlauben eine sehr viel differenziertere Erfassung spezifischer kognitiver Leistungseinbußen und ermöglichen einen Vergleich der Testergebnisse mit Normwerten, welche Alter, Geschlecht und Bildungsniveau des untersuchten Patienten berücksichtigen. Sie eignen sich vor allem zur Früherkennung hirnorganischer Krankheitsprozesse und spezifischer kognitiver Funktionseinbußen, allerdings wurden diese Beurteilungsinstrumente nicht speziell für ältere Patienten entwickelt. Die apparative Diagnostik besteht aus Laboruntersuchungen, Methoden der neurophysiologischen Befunderhebung und der bildgebenden Diagnostik zur Darstellung der Hirnmorphologie und der Hirnfunktionen. Die Auswahl der klinischen und apparativen diagnostischen Maßnahmen bei Hirnleistungsstörungen sollte davon abhängig gemacht werden, mit welcher Fragestellung und mit welchem Ziel die Untersuchung des Patienten erfolgt.

Literatur

Blessed G, Tomlinson BE, Roth M (1968) The association between quantitative measures of dementia and of senile change in the cerebral grey matter of elderly subjects. Br J Psychiatry 114:797–811

Cooper B, Schwarz R (1982) Psychiatric case identification in an elderly population. Soc Psychiatry 17:43–53

Copeland JRM, Kelleher MJ, Kellet JM et al. (1975) Cross-national study of diagnosis of the mental disorders: A comparison of the diagnoses of elderly psychiatric patients admitted to mental hospitals serving Queens County, New York, and the former Borrogh of Camberwell, London. Br J Psychiatry 126:11–20

Dastoor DP, Cole MG (1986) The course of Alzheimer's disease: an uncontrolled longitudinal study. J Clin Exp Gerontol 7:289–299

Folstein MF, Folstein SE, McHugh PR (1975) „Mini Mental State". A practical method for grading the cognitive state of patients for the clinician. J Psychiatr Res 12:189–198

Goldberg DP, Cooper B, Eastwood MR, Kedward HB, Shepherd M (1970) A standardized psychiatric interview for use in community service. Br J Prev Soc Med 24:18–23

Gurland B, Kuriansky J, Sharpe L, Simon R, Stiller P, Birkett P (1977) The Comprehensive Assessment and Referral Evaluation (CARE) – Rationale, development and reliability. Int J Aging Human Dev 8:9–42

Hachinski VC, Illif D, Cihak E et al. (1975) Cerebral blood flow in dementia. ArchNeurol 32:632–637

Lawton MP, Brody EM (1969) Assessment of older people: a selfmaintaining and instrumental activities of daily living. Gerontologist 9:176–186

Mattis S (1976) Mental status examination for organic mental syndrome in the elderly patient. In: Bellak L, Karasu TB (eds) Geriatric psychiatry. Grune & Stratton, New York, pp 77–121

Reisberg B (1983) The Brief Cognitive Rating Scale and Global Deterioration Scale. In: Crook T, Ferris S, Bartus R (eds) Assessment in geriatric psychopharmacology. Marc Powly, New Canaan/Con, pp 19–35

Reisberg B, Borenstein J, Franssen E et al. (1987) Behave-AD: a clinical rating scale for the assessment of pharmacological remediable hehavioral symptomatology. In: Altman HJ (ed) Alzheimer's disease: problems, prospects, and perspectives. Plenum Press, New York, pp 1–16

Rosen WG, Mohs RC, Davis KL (1984) A new rating scale for Alzheimer's disease. Am J Psychiatry 14:1356–1364

Roth M, Hopkins B (1953) Psychological test performance of patients over 60. Senile psychosis and affective disorders. J Ment Sci 101:281–301

Roth M, Tym E, Mountjoy CQ, Huppert FA, Hendrie H, Verma S, Goddard R (1986) CAMDEX. A standardized instrument for the diagnosis of mental disorder in the elderly with special reference to the early detection of dementia. Br J Psychiatry 149:698–709

Shader RI, Harmatz JS, Salzman C (1974) A new scale for clinical assessment in geriatric population: Sandoz Clinical Assessment Geriatric. J Am Geriatr Soc 22:107–113

Zaudig M, Mittelhammer J, Hiller W (1989) SIDAM. Ein strukturiertes Interview zur Diagnose der Demenz vom Alzheimer-Typ, der Multi-Infarkt-Demenz und Demenzen anderer Ätiologie nach DSM III-R und ICD 10. Logomed, München

Überlegungen zur Anwendung von psychometrischen Testverfahren bei der Diagnostik und Therapiekontrolle dementieller Erkrankungen

H. Erzigkeit, H. Lehfeld und M. Branik

Vorbemerkungen

Der klinische Psychologe oder Arzt, der im Rahmen seiner Routinetätigkeit oder für Forschungszwecke im Indikationsgebiet dementieller Erkrankungen zur Diagnostik oder Therapiekontrolle psychometrische Testinstrumente einsetzen möchte, sieht sich einer mittlerweile nicht mehr überschaubaren Anzahl unterschiedlicher Untersuchungsverfahren gegenüber: Allein im deutschsprachigen Raum werden gegenwärtig weit über 1 000 psychologische bzw. psychometrische Tests angeboten, so daß selbst erfahrene Testbenutzer längst nicht mehr alle Verfahren aus eigener Erfahrung kennen können.

Für einen orientierenden Überblick genügen die in der Literatur bereits verfügbaren Übersichts- bzw. Sammelbände, die die Fülle der vorliegenden Verfahren nach vielfältigen Ordnungsprinzipien überschaubarer werden lassen sollen (z. B. Brickenkamp 1975; CIPS 1986; Erzigkeit et al. 1979; Hiltmann 1977; Lehrl et al. 1986).

Was unseres Erachtens noch zu fehlen scheint, ist eine über die reine Deskription hinausgehende kritische Bewertung der gebräuchlichen Verfahren unter Berücksichtigung empirischer Befunde, die eine Evaluation dieser Instrumente in Hinblick auf Möglichkeiten und Grenzen ihrer Anwendung bei Fragestellungen aus dem klinischen Bereich sowie ihren Nutzen für die Dokumentation therapeutischer Effekte erlauben. Gerade für den Testeinsatz im Routinebetrieb eines Krankenhauses oder in der Praxis des niedergelassenen Arztes müssen Angaben zur Praktikabilität und Bewährung bei der Wirksamkeitskontrolle von Therapiemaßnahmen als wertvolle Entscheidungshilfen bei der Selektion psychologischer Untersuchungsinstrumente betrachtet werden.

Prinzipiell kann davon ausgegangen werden, daß der Einsatz mehrerer Tests, die dasselbe Merkmal oder denselben Merkmalskomplex erfassen, zur Erhöhung der Zuverlässigkeit und Gültigkeit von Untersuchungsbefunden beiträgt. Aus diesem Grunde halten wir es für dringend erforderlich Informationen darüber zu sammeln, inwieweit Überschneidungsbereiche zwischen den mit unterschiedlichen Testverfahren gemessenen Variablen bestehen. Die genaue Kenntnis der mit den einzelnen Tests erfaßten Merkmale würde darüber hinaus erlauben, mit unterschiedlichen Verfahren erhobene Resultate, zwischen denen ein Vergleich auf den ersten Blick nicht zulässig erscheint, zueinander in Beziehung zu setzen.

Die geforderte kritische Evaluation der vorliegenden Testverfahren bezüglich ihrer Einsatzmöglichkeiten und inhaltlichen Vergleichbarkeit kann jedoch zur Lösung eines grundsätzlichen Problems nicht beitragen, das nach unserer Auffas-

Hirnleistungsstörungen im Alter
Hrsg.: Hans-Jürgen Möller
© Springer-Verlag Berlin Heidelberg 1991

sung ebenfalls der Bearbeitung bedarf: Die Entwicklung einer Vielzahl neuer Verfahren zur Aufdeckung und immer präziseren Beschreibung von Einzelsymptomen hat nicht dazu geführt, daß eine objektive, reliable und valide Gesamtbeurteilung des klinischen Bildes des Patienten mittels psychometrischer Untersuchungsinstrumente und die Beantwortung damit verbundener Fragen nach der (lebens- oder) praxisbezogenen Relevanz von Meßwertdifferenzen gelingt. Auf welche Weise der Nachweis der klinischen Relevanz erbracht werden kann, wird seit einiger Zeit von verschiedenen Arbeitsgruppen diskutiert, ohne daß sich dabei bislang eine allgemein akzeptierte Lösung abgezeichnet hätte: Bislang konnte mit keinem Verfahren ein unmittelbarer Zusammenhang zwischen Testergebnissen und beispielsweise Lebenszufriedenheit, Alltagsaktivitäten oder komplexeren Fähigkeiten des Patienten zur erfolgreichen Lebensplanung und -bewältigung aufgezeigt werden.

In der Diskussion über die klinische Relevanz psychometrisch erfaßbarer therapeutischer Effekte kehrt die – wie wir meinen – gegenwärtig noch nicht lösbare Grundproblematik einer Kontroverse wieder, die gegen Ende des letzten Jahrhunderts in der Psychiatrie geführt wurde. Während sich die Befürworter des Einsatzes objektiver und standardisierter Methoden mehr Erkenntnissicherheit und „Wissenschaftlichkeit" für ihre Disziplin erhofften, gab es auch Kritiker, die darauf hinwiesen, daß sämtliche verfügbaren Untersuchungsverfahren, seien sie noch so elaboriert, nicht in der Lage seien, das Bild, das ein Patient dem erfahrenen Kliniker bietet, vollständig wiederzugeben. So wendet sich beispielsweise Jaspers in folgendem Zitat gegen die Überbewertung objektiver Meßmethoden in der Psychodiagnostik:

„Wenn man jedoch die erste Begeisterung auf die Sicherheit der auf solchem Wege (Anm. der Verf.: gemeint ist mit objektiven Methoden) zu gewinnenden Ergebnisse … hinter sich hat, folgt die Enttäuschung: die Erkenntnis, daß auf diesem Wege eine Unmenge fruchtloser, gleichgültiger Arbeiten geschaffen worden sind und daß das Streben nach dem „Objektiven" in einer Steigerung zu einer gewissen Verbohrtheit, die nur das „Objektive" gelten lassen will, geradezu lähmend wirkt auf die Erkenntnisziele, die man meinte, als man sich ursprünglich der Psychopathologie zuwandte. Bei aller Bewunderung für das „Objektive" lehnt sich diese anfängliche Erkenntnisabsicht gegen die Knechtung durch dasselbe auf; sie erkennt, daß diese objektiven Methoden nur ein, wenn auch eminent wertvolles Hilfsmittel für die Psychopathologie, aber nie imstande sind, diese Wissenschaft auszumachen" (Jaspers 1910, S. 402).

Diese von Jaspers vorgenommene Relativierung der Bedeutung „objektiver" Testergebnisse vor Augen, möchten wir in unserem Beitrag sowohl die Möglichkeiten als auch die Grenzen des Einsatzes psychologischer Verfahren bei der Untersuchung und Behandlung von Patienten mit dementiellen Erkrankungen darstellen. Angesichts des kontinuierlichen Anstiegs der Prävalenzrate primärer Demenzen und der mittlerweile schwindenden pessimistischen Einschätzung der Wirksamkeit therapeutischer Maßnahmen erscheint es uns dabei auch nützlich, einige Kriterien zu formulieren, die bei der Auswahl routinemäßig – in der Klinik wie in der ärztlichen Praxis – einsetzbarer Tests als Entscheidungshilfen herangezogen werden können.

Der Einsatz psychometrischer Verfahren in der klinischen Praxis

Ziele

Als wichtigste Einsatzbereiche psychometrischer Verfahren werden von verschiedenen Autoren übereinstimmend Diagnostik, Bestimmung des Schweregrades der Erkrankung und die Evaluation therapeutischer Maßnahmen genannt (z. B. Lang 1989; Oswald 1988; Schweizer u. Krieger 1988).

Diagnostik

In der klinischen Demenzdiagnostik werden psychometrische Untersuchungsbefunde wenn überhaupt, dann nur in den seltensten Fällen zur Diagnosefindung oder zur differentialdiagnostischen Abgrenzung verschiedener dementieller Störungsformen herangezogen. Da mit Hilfe psychologischer Testinstrumente stets nur mehr oder weniger klar definierte Teilmengen des Verhaltens und Erlebens erfaßt werden, ist es zum einen aufgrund der Unspezifität von Krankheitssymptomen (Weitbrecht 1957) grundsätzlich nicht möglich, aus testpsychologisch aufgedeckten Normdevianzen auf das Vorliegen einer bestimmten Erkrankung zu schließen. Zum anderen hätte eine derartige diagnostische Entscheidung zur Voraussetzung, daß im untersuchten Merkmalsbereich eine Grenze zwischen „normalen" Testwerten und solchen, die auf pathologische Altersprozesse hinweisen, gezogen werden kann. Daraus folgt, daß es – gleichgültig, welchen psychometrischen Test man zugrundelegt – nicht gelingen kann, aus wie auch immer gearteten Testwerten oder Profilen ohne zusätzliche Informationen über den Patienten auf die Diagnose zu schließen.

Der Beitrag psychometrischer Testverfahren zur Diagnostik der Demenzen ist in erster Linie darin zu sehen, daß eine durch Anamnese und psychopathologischen Befund nahegelegte (Verdachts-)Diagnose einer organisch bedingten Beeinträchtigung durch die objektive Erfassung der Defizite erhärtet werden kann. Bei dementiellen Erkrankungen sind dies vor allem Störungen im kognitiven Bereich. Die bei der Prüfung der kognitiven Funktionen mittels psychometrischer Tests vorgenommenen Operationalisierungen gestatten dem untersuchenden Arzt nicht nur eine exaktere und differenziertere Beschreibung der Leistungsausfälle, da durch den Einsatz von Testverfahren auch Einbußen entdeckt werden können, die klinisch weniger eindrucksvoll in Erscheinung treten, sondern erleichtern zudem auch die Kommunikation der erhobenen Befunde.

Störungsgradbestimmung

Über den Vergleich des erzielten Testwerts mit Normwerten, die an einer Referenzstichprobe erhoben wurden und den Bezugsrahmen für die Beurteilung einer individuellen Leistung abgeben, läßt sich das Testergebnis des Patienten relativ zu den innerhalb der Vergleichsgruppe erbrachten Leistungen bestimmen: So können auch zwei oder mehrere Patienten miteinander verglichen, „Schweregradgruppen" beispielsweise dementieller Erkrankungen für wissenschaftliche Studien gebildet und Krankheitsverläufe dokumentiert werden. Psychometrische

Untersuchungsverfahren bieten dabei den Vorteil der objektiven Bestimmung des Ausmaßes von Beeinträchtigungen bzw. noch erhaltener Funktionen. Daraus lassen sich individuelle Profile erstellen, aus denen ersichtlich ist, in welchen Bereichen rehabilitative Maßnahmen, etwa kognitives Training, notwendig sind. Störungsgradbestimmungen mit Hilfe psychometrischer Tests sind im Indikationsgebiet dementieller Erkrankungen bei der Beantwortung gutachterlicher Fragestellungen mittlerweile Standard geworden, ebenso bei der Verlaufskontrolle zum Nachweis von Therapieeffekten, insbesondere im Rahmen von klinischen Studien zur Prüfung der Wirksamkeit sog. Nootropika. Jedoch erlauben auch derartig auf statistischen Verteilungen von Meßwerten in der jeweiligen Referenzstichprobe beruhende Klassifizierungen – beispielsweise der Leistungsfähigkeit – keine weitergehenden Interpretationen dahingehend, in welchem Ausmaß der einzelne die gemessenen Einschränkungen oder Verbesserungen in bezug auf seine subjektive Lebenszufriedenheit erlebt oder inwieweit diese als klinisch relevant zu bewerten sind.

Verlaufskontrolle und Wirksamkeitsnachweis

Zur systematischen Dokumentation von Krankheitsverläufen liegen zahlreiche, hinreichend elaborierte Testverfahren vor, die den Nachweis therapiebedingter Veränderungen auf der psychopathologischen, psychometrischen und Verhaltensebene gestatten. Die Wirksamkeit wird dabei angenommen, wenn sich die vor Beginn und nach Abschluß der therapeutischen Maßnahme erhobenen Meßwerte statistisch bedeutsam unterscheiden; bei diesem Vorgehen wird die Messung adäquater Prüfgrößen mit tauglichen methodischen Hilfsmitteln unterstellt. Nach allgemeiner Auffassung haben sich dabei bislang objektive Leistungstests neben dem CGI zur Erfassung des klinischen Gesamteindrucks durch den Arzt am besten bewährt. Zur Lösung des noch offenen Problems, wie die klinische Relevanz der durch nootrope Substanzen bewirkten Verbesserungen gesichert werden kann, wird gegenwärtig – beispielsweise von der Hirnliga Heidelberg (Kanowski et al. 1989) oder der Konsensuskonferenz München (Amaducci et al. 1989) – eine sog. „Mehrebenen-Diagnostik" empfohlen. Dabei könne von der klinischen Relevanz der therapeutischen Wirksamkeit des gegen Plazebo getesteten „Nootropikums" dann ausgegangen werden, wenn sich zugleich auf verschiedenen Beobachtungsebenen positive Effekte dokumentieren ließen.

Kritisch angemerkt sei dazu, daß Empfehlungen wie dieser eine gewisse Willkür anhaftet, die bis zum jetzigen Zeitpunkt allenfalls über Plausibilitätsaspekte zu einem Konsensus führen kann: Eine methodisch ableitbare, allgemeingültige Prozedur im Sinne eines Algorithmus zur Evaluation der klinischen Relevanz ist nicht vorstellbar. Deshalb sollte bis zur Vorlage geeigneter Methoden diese – im ureigensten Sinne – ärztliche Aufgabe der Bewertung des therapeutischen Erfolges der Maßnahme auch dem Arzt überlassen bleiben; er vermag umfassender, allerdings in Abhängigkeit von seiner klinischen Erfahrung und Fachkompetenz (Lehmann 1985), als es anhand von Testprotokollen möglich ist, die individuelle Krankengeschichte im Zusammenhang mit Selbsterleben und Verhalten des Patienten, den Einschätzungen des Pflegepersonals, der Angehörigen oder der Freunde des Patienten in einer klinisch orientierten Gesamtschau hinsichtlich der therapeutisch bedingten Veränderungen bzw. deren klinischer Relevanz zu beurteilen.

Alle bislang unterbreiteten Vorschläge zur Operationalisierung der klinischen Relevanz entspringen im wesentlichen dem Wunsch nach Standardisierung bei Gruppenvergleichen, etwa im Rahmen multizentrischer Studien zur Überprüfung der Wirksamkeit „nootroper" Substanzen; für die Bewertung eines Einzelfalls können derlei Überlegungen zur Orientierung beitragen, sind jedoch aus unserer Sicht für den Arzt bei der Beurteilung seines therapeutischen Erfolgs von untergeordneter Bedeutung.

Anders als in klinischen Studien werden psychometrische Verfahren bislang in der ärztlichen Praxis vergleichsweise selten zur Verlaufs- oder Therapiekontrolle eingesetzt. Dies erscheint um so unverständlicher als in der klinischen wie ärztlichen Routine bewährte Verfahren zur Verfügung stehen, die auch für wiederholte Messungen geeignet sind, und im Rahmen der ärztlichen-Leistungserstattung auch in Rechnung gestellt werden können.

Entscheidungshilfen bei der Auswahl geeigneter psychometrischer Tests

In Abhängigkeit von der (Verdachts-)Diagnose und nach Festlegung des Ziels des Testeinsatzes – Beitrag zu (Differential-)Diagnostik, Schweregradbestimmung oder Verlaufskontrolle – müssen in einem nächsten Schritt die konkreten Fragestellungen formuliert werden, die mit Hilfe der psychometrischen Untersuchungsverfahren geklärt werden sollen. Dabei wird vom Untersucher zunächst eine Entscheidung über die Zielvariablen der Testung verlangt: Da bei dementiellen Prozessen vor allem kognitive Beeinträchtigungen im Bereich des Gedächtnisses und der Aufmerksamkeit das Krankheitsbild prägen, liegt der Schwerpunkt bei der Testauswahl erfahrungsgemäß auf objektiven Leistungsverfahren, die diese Variablen mit hoher Meßgenauigkeit erfassen und so auch eine Abschätzung des Störungsgrades ermöglichen. Weitere Informationen, die für den Arzt im vorliegenden Indikationsgebiet unter therapeutischen Gesichtspunkten von Interesse sind und sich ebenfalls mittels psychometrischer Tests gewinnen lassen, beziehen sich beispielsweise auf das klinische Gesamtbild des Patienten, Aspekte der Emotionalität und Befindlichkeit, seine soziale Integration, oder darauf, inwieweit der Patient mit den Anforderungen des Alltags noch alleine zurechtkommt oder – damit zusammenhängend – den Grad seiner Pflegebedürftigkeit. Da zur Beantwortung dieser Fragestellungen in der Regel sog. Beurteilungs- oder Ratingskalen herangezogen werden, ist es erforderlich, die Beurteilungsinstanz festzulegen. Dies wird in der Mehrzahl der Fälle der Patient selbst (Selbstbeurteilung) oder der behandelnde Arzt (Fremdbeurteilung) sein; manchmal gewinnt man entscheidende Informationen jedoch erst durch Befragung des Pflegepersonals, der Angehörigen oder Bekannten.

Sind diese grundsätzlichen Entscheidungen getroffen – möchte beispielsweise ein Arzt in kurzen zeitlichen Abständen den Behandlungserfolg bei einem Patienten mit der gesicherten Diagnose einer leichten Demenz durch einen Gedächtnistest und eine Selbstbeurteilungsskala zur subjektiven Einschätzung der Lebenszufriedenheit überprüfen –, gilt es in einem nächsten Schritt aus einer Reihe in

Frage kommender Untersuchungsinstrumente die endgültige Auswahl der einzusetzenden Verfahren vorzunehmen. Dabei können dem Anwender die sog. „Testgütekriterien", aber auch aus dem klinischen Bereich verfügbare Erfahrungen zur Ökonomie und Akzeptanz der einzelnen Tests als Orientierungshilfen dienen; prinzipielle Beschränkungen des Einsatzes von Leistungstests, Fremd- und Selbstbeurteilungsverfahren bei unterschiedlichen Störungsgraden dementieller Erkrankungen sind dabei jedoch zu berücksichtigen.

Die Testgütekriterien

Die Gütekriterien, die über die Tauglichkeit eines psychologischen Tests Aufschluß geben, werden traditionell in drei „Haupt-" und vier weitere „Nebengütekriterien" unterteilt (Lienert 1961). Anhand der Hauptgütekriterien Objektivität, Reliabilität und Validität kann sich der Testanwender darüber informieren, inwieweit ein Verfahren den von wissenschaftlicher Seite an ein Meßinstrument zu richtenden Anforderungen genügt.

Die Objektivität wird definiert als der Grad, in dem die mit einem Test erzielten Ergebnisse unabhängig vom jeweiligen Untersucher sind. Ein Test ist demnach dann als objektiv zu bezeichnen, wenn verschiedene Untersucher bei demselben Patienten zu dem gleichen Testwert gelangen. Zur genaueren Bestimmung der Quelle etwaiger Abweichungen unterscheidet man zwischen Durchführungs-, Auswertungs- und Interpretationsobjektivität.

Unter Reliabilität wird die Genauigkeit verstanden, mit der ein Test die Erfassung eines Persönlichkeits- oder Verhaltensmerkmals gestattet, unabhängig davon – und dies ist der entscheidende Unterschied zur Validität – welches Merkmal der Test tatsächlich mißt. Somit weist eine hohe Reliabilität auf hohe Meßgenauigkeit eines Tests hin, gibt aber keine Auskunft darüber, ob das intendierte Merkmal auch tatsächlich gemessen wird. Die Zuverlässigkeit oder Reliabilität einer Messung läßt sich methodisch auf verschiedenen Wegen ermitteln: in Abhängigkeit davon ist dann von Paralleltest-, Retestreliabilität oder innerer Konsistenz die Rede (s. dazu Lienert 1961).

Validität schließlich bezeichnet den Grad der Genauigkeit, mit dem der Test dasjenige Merkmal mißt, für dessen Erfassung er konzipiert wurde. Bei der Validität lassen sich ebenso wie bei Objektivität und Reliabilität mehrere Aspekte unterscheiden, wobei der Bezug auf Inhalte, Konstrukte oder Außenkriterien das zugrundeliegende Validitätskonzept anzeigt (s. dazu ebenfalls Lienert 1961).

Sämtliche Hauptgütekriterien lassen sich als Koeffizienten mit Werten zwischen 0 und 1 darstellen. Bei der Interpretation dieser Kennwerte gilt generell, daß ein Gütekriterium um so besser erfüllt ist, je näher der Wert an 1 liegt. Für die Nebengütekriterien wurden bislang keine Berechnungsmodi vorgelegt.

Als erstes Nebengütekriterium nennt Lienert die Normierung eines Verfahrens, die als Bezugsrahmen für die Interpretation eines individuellen Testwerts dient. Durch den Vergleich des Einzelwerts mit dem Mittelwert und der Verteilung der Testwerte in der Normstichprobe kann eine bestimmte Testleistung beispielsweise als „überdurchschnittlich", „durchschnittlich" oder „unterdurchschnittlich" eingestuft werden.

Tabelle 1. Einteilung der Nebengütekriterien nach Lienert (1961)

Nebengütekriterien:	
Normierung:	Angaben, die für die Einordnung des individuellen Testergebnisses als Bezugssystem dienen können
Vergleichbarkeit:	Vorhandensein von Parallelformen oder validitätsähnlicher Tests
Ökonomie:	– Kurze Durchführungszeit – Geringer Materialverbrauch – Einfache Handhabung – Durchführbarkeit als Gruppentest – Schnelle und bequeme Auswertung
Nützlichkeit:	Mißt der Test ein Persönlichkeitsmerkmal, für dessen Untersuchung ein praktisches Bedürfnis besteht?

Neben der Vergleichbarkeit und der Nützlichkeit eines Tests (s. Zusammenfassung der Nebengütekriterien in Tabelle 1), die im vorliegenden Zusammenhang weniger bedeutsam sind, stellt die Ökonomie eines Verfahrens ein Nebengütekriterium dar, dem bei der Abschätzung der Eignung eines Testinstrumentes für den klinischen oder ärztlichen Routinebetrieb erhebliche Bedeutung zukommt. Von Lienert unter der Überschrift „Ökonomie" aufgeführte Kriterien, wie kurze Durchführungszeit, geringer Materialverbrauch, einfache Handhabbarkeit oder schnelle und bequeme Auswertung, sind nach unserer Auffassung jedoch noch nicht ausreichend: Für den Einsatz im klinischen Bereich oder in der Praxis des niedergelassenen Arztes sollte deshalb zur Bewertung der praktischen Bewährung des Verfahrens dem Testgütekriterium der Ökonomie das der Akzeptanz an die Seite gestellt werden.

Die Bedeutung der Praktikabilität eines Tests im klinischen Bereich

Grundsätzlich gilt bei testpsychologischen Untersuchungen mit Verfahren, die – wie die meisten der heute in der klinischen Routine eingesetzten Testinstrumente – für den „normalpsychologischen" Bereich entwickelt wurden, daß es bei der Testung von Patienten zu Minderungen der Validität kommen kann. Wir dürfen nicht unterstellen, daß Patienten mit dementiellen Erkrankungen einen Test ebenso motiviert bearbeiten und dabei in gleichem Maße belastbar sind wie „Normalpersonen". Somit ist nicht auszuschließen, daß Minderleistungen in einem Test eher Ausdruck der Motivationslage sind als tatsächlich bestehender Defizite. Dieses Problem der „differentiellen Validität" eines Meßinstruments ist immer dann zu berücksichtigen, wenn ein psychologisches Untersuchungsverfahren außerhalb des Bereichs eingesetzt wird, für den seine Gültigkeit ursprünglich nachgewiesen wurde und für den es normiert ist.

Als eine der Forderungen an einen Test, der auch im klinischen Einsatz valide Testergebnisse erbringen soll, läßt sich daraus ableiten, daß der Patient durch Dauer und Inhalte der Testabnahme so wenig wie möglich belastet wird. Dies gewährleisten vor allem sog. „Kurztests", die sich von daher, aber auch aufgrund der mit ihnen verbundenen Zeitersparnis, als geeignete Erhebungsverfahren für den Routineeinsatz anbieten.

Tabelle 2. Kriterien für die Auswahl psychometrischer Verfahren im klinischen Bereich

---

Hauptgütekriterien
- Objektivität
- Reliabilität
- Validität

Ökonomie
- Kurze Durchführungs-, Auswertungs- und Interpretationszeit
- Kurze Einarbeitungszeit
- Geringer Materialverbrauch
- Delegierbarkeit an ärztliches Hilfspersonal (nur für Leistungstests!)

Akzeptanz
- Kurze Durchführungszeit zur Vermeidung von Überlastung
- Geringe Aufgabenkomplexität, um Frustrationen bei Leistungsdefiziten zu vermeiden
- Ansprechende Gestaltung des Testmaterials bei guter Handhabbarkeit („patientenge-
  rechte Gestaltung")
- Aufforderungscharakter der Testaufgaben, „Spiel mit Wettbewerbscharakter"
- Form der Testbearbeitung (erfahrungsgemäß werden Handlungstests gegenüber Papier-
  und Bleistifttests, z. B. Fragebogentests, bevorzugt)
- Transparenz der Testinhalte („Einsicht in die Ziele der Untersuchung")
- Geringe Rückweisungsquoten

Wiederholbarkeit

Differentielle Validität

Als weitere wichtige Voraussetzungen für die Mitarbeit und Leistungsbereit-
schaft des Patienten während der Testabnahme erscheinen uns neben der Kürze
des Verfahrens auch andere Testeigenschaften, beispielsweise die Gestaltung des
Testmaterials, die Form des Tests (Papier- und Bleistifttest, Fragebogentest,
Handlungstest etc.), der Aufforderungscharakter der Testaufgaben oder die
Transparenz der Testinhalte für den Patienten. Wir haben deshalb vorgeschlagen, derartige, offensichtliche „nicht-ökonomische" Merkmale eines Tests, die
gerade bei psychometrischen Untersuchungen von Patienten in der Klinik oder
ärztlichen Praxis zur Erhöhung der Motivation und Kooperationsbereitschaft
beitragen und damit die Validität der Testergebnisse sichern helfen, zu einem
Testgütekriterium der Akzeptanz zusammenzufassen. Tabelle 2 enthält eine Auf-
stellung der Kriterien, nach denen sich psychometrische Tests für den Einsatz im
klinischen Bereich auswählen lassen.

Leistungstests, Fremd- und Selbstbeurteilungsverfahren in der klinischen Praxis

Die Entscheidung für ein bestimmtes Testverfahren kann nicht ausschließlich auf
der Grundlage von Testgütewerten und Praktikabilitätsaspekten erfolgen: Von
grundsätzlicher Bedeutung ist es, auch die konzeptuellen Vor- und Nachteile von
Leistungstests, Fremd- und Selbstbeurteilungsverfahren gegeneinander abzuwä-
gen und bestehende Einsatzbeschränkungen zu beachten.

In erster Linie sind es Leistungstests, die die Anforderungen hinsichtlich Objektivität, Reliabilität und Validität sowie Normierung zufriedenstellend zu erfül-
len versprechen. Die mit Leistungsverfahren erreichbare Genauigkeit, mit der

beispielsweise bestimmte Störungen – vor allem im Bereich intellektueller Leistungen oder kognitiver Funktionen – erfaßt werden können, ist jedoch mit einer Beschränkung auf die Messung eng umschriebener Teilmengen aus dem Spektrum möglicher Verhaltensweisen verbunden. Es lassen sich mit Hilfe der Leistungsverfahren somit zwar relativ spezifische Defizite nachweisen, für globalere Beurteilungen etwa des klinischen Bildes, der Persönlichkeit oder der Affektivität des Patienten sind sie grundsätzlich ungeeignet. Dazu werden in aller Regel Selbstbeurteilungen oder Fremdbeurteilungen durch den Arzt herangezogen.

Fremdbeurteilungsverfahren bieten einige grundsätzliche Vorteile: Aus methodischer Sicht stellen sich zunächst nicht die angesprochenen Fragen nach Akzeptanz, Ökonomie oder differentieller Validität. Sie können auch bei Patienten eingesetzt werden, die zur Bearbeitung eines Leistungstests nicht in der Lage sind. Darüber hinaus zeichnen sich Fremdbeurteilungsverfahren meist durch gute Praktikabilität und die Möglichkeit der beliebigen Testwiederholbarkeit durch den Arzt aus; diese beiden, für den klinischen Einsatz wichtigen Kriterien, werden nach unserer Auffassung nur von einem Teil der verfügbaren Leistungsverfahren erfüllt. Diesen offensichtlichen Vorteilen steht auf der anderen Seite die Problematik der Interrater-Reliabilität von Fremdbeurteilungen gegenüber, die zum einen auf unterschiedliche Bewertungsstandards verschiedener Beurteiler, zum anderen auf die sprachliche Gebundenheit dieser Verfahren zurückzuführen ist: Im Alltag kann ein einheitlicher, „normierter" Sprachgebrauch nicht unterstellt werden, so daß prinzipiell Unsicherheit darüber bestehen bleibt, ob die in Fremdbeurteilungsskalen verwendeten Formulierungen von den einzelnen Ratern auch in gleicher Weise verstanden und beurteilt werden. Des weiteren sind Fremdbeurteilungsverfahren abhängig von der Kompetenz des Beurteilers; diesem Nachteil – im Hinblick auf die Güte eines Verfahrens stellt die Kompetenzabhängigkeit ein als Nachteil zu bewertendes Reliabilitäts- und Validitätsproblem dar – versucht man durch Schulungen oder Trainingsmaßnahmen und die Vereinbarung einheitlicher Sprach- bzw. Bewertungsregeln zu begegnen.

Selbstbeurteilungsverfahren stellen den direktesten Zugang zum individuellen Erleben des Krankheitsgeschehens dar, und können invariant zu Einschränkungen von Reliabilität und Validität als eigene Qualität bei der Beurteilung des klinischen Bildes gelten. Selbstbeurteilungen bilden unabhängig von ihrer „Richtigkeit" meist die Grundlage für die Motivation zum Arztbesuch, für die Bewertung der Effektivität der therapeutischen Maßnahmen oder – in Konsequenz dessen – für die Compliance. Sie liefern trotz der häufig nachgewiesenen fehlenden Übereinstimmung zwischen Selbst- und Fremdbeurteilungen bzw. Leistungswerten und Selbsteinschätzungen außerordentlich wichtige Informationen: Unabhängig z. B von der Wirksamkeit einer Therapie wird eine selbstbeurteilte Ineffektivität vielleicht zum Abbruch deselben führen. Über Selbstbeurteilungsverfahren gewinnt man also zumindest Hinweise, die bei der Konzeption von Therapieplänen wichtig sind.

Selbstbeurteilungsverfahren sind überaus ökonomisch, da der Untersucher oder Arzt eine meist nur kurze Instruktion geben muß. Grundsätzlich gelten jedoch auch bei Selbstbeurteilungsverfahren die schon bei den Fremdbeurteilungsskalen genannten Einschränkungen: Es kann nicht gewährleistet werden, daß der Patient die gestellten Fragen „im Sinne" des Testkonstrukteurs versteht, was zur

Minderung der Validität von Selbstbeurteilungen beitragen kann. Einen weiteren Störfaktor stellt ein auf Bildungsdefizite oder krankheitsbedingte kognitive Einbußen rückführbarer Mangel an sprachlicher Kompetenz auf Seiten des Untersuchten dar. Um dadurch verursachte Validitätseinbußen ausschließen zu können, verzichtet man gewöhnlich bei Patienten mit einem unterdurchschnittlichen Intelligenzniveau auf den Einsatz von Selbstbeurteilungsskalen völlig (z. B. von Zerssen 1976). Die Interpretierbarkeit der Ergebnisse von Selbstbeurteilungen kann auch durch sog. „response-sets" in Frage gestellt werden, worunter bestimmte Antworttendenzen, z. B. die Neigung zu mittleren oder extremen Einschätzungen, die häufig zu beobachtende Orientierung an „sozialen Erwünschtheiten" oder auch die Gefahr des „arztgerechten Beschwerdekomplexes", verstanden werden.

Ein Entscheidungsschema zur Auswahl psychometrischer Tests im klinischen Bereich und in der ärztlichen Praxis

Für die Testpraxis ergibt sich aus der Zusammenschau der Vor- und Nachteile die Empfehlung, bei der Testauswahl die Zusammenstellung einer Testbatterie anzustreben, die Selbstbeurteilungs-, Fremdbeurteilungs- und Leistungsverfahren umfaßt. Für klinische Studien zum Nachweis der Wirksamkeit von Nootropika wird dieser Zugang beispielsweise von der Hirnliga Heidelberg (Kanowski et al. 1989) oder der Konsensuskonferenz München (Amaducci et al. 1989) empfohlen, da sich nicht nur für die Wirksamkeit, sondern auch für die klinische Relevanz einer therapeutischen Maßnahme anhand von Meßwertdifferenzen im Therapieverlauf leichter argumentieren läßt, wenn diesen verschiedene Beobachtungsebenen zugrundeliegen: So repräsentieren objektive Leistungstests und standardisierte Befindlichkeitsverfahren die psychometrische Ebene; durch die Fremdbeurteilung der klinischen Symptome bzw. Syndrome werden im Rahmen – dieses weiter oben als „Mehrebenen-Diagnostik" bezeichneten – Ansatzes psychopathologisch relevante Aspekte erfaßt, während Fremd- und Selbstbeurteilungen beispielsweise auf der Verhaltensebene Alltagsverhalten oder Pflegebedürftigkeit dokumentieren helfen oder zur Erfassung von krankheitsabhängigen oder relativ überdauernden Persönlichkeitsmerkmalen eingesetzt werden können (vgl. Kanowski et al. 1989).

Der Nachweis der klinischen Relevanz von Therapieeffekten wird jedoch dadurch erschwert, daß mit verschiedenen Verfahren objektivierte Veränderungen nicht stets gleichgerichtet sein müssen. So deuten einige Befunde darauf hin, daß Leistungsverbesserungen im kognitiven Bereich, die sich mit entsprechenden Tests quantifizieren lassen, mit einer – gegenläufigen – negativen Selbstbeurteilung der Befindlichkeit einhergehen (z. B. Arnold u. Heerklotz 1980).

Die einzelnen Entscheidungsschritte, die sowohl im klinischen Bereich als auch – mit Ausnahme der festzulegenden Ein- und Ausschlußkriterien – in der ärztlichen Praxis zwischen der Formulierung der Fragestellung und der Auswahl der zu ihrer Beantwortung geeigneten Testverfahren liegen, lassen sich in einem Schema folgendermaßen darstellen (Tabelle 3):

abelle 3. Entscheidungsschritte zur Auswahl psychometrischer Tests (eine Zusammenstellung der bei der rüfung von Nimotop eingesetzten Verfahren kann direkt über meine Dienststelle bezogen werden)

ntscheidungsschritte	Lösungsvorschläge	
	Für klinische Studien	In der ärztlichen Praxis
) Formulierung der Fragestellung: z. B. Wirksamkeitsnachweis von therapeutischen Maßnahmen bei dementiellen Erkrankungen	Doppelblind, plazebokontrolliert, randomisierte Stichprobenaufteilung	Verlaufskontrolle, „offenes Studiendesign", Schweregradbestimmung
) Diagnostik: Ätiopathogenetische Zuordnung Syndromale Beschreibung	Demenzkriterien nach DSM-III-R, ICD-9, NINCDS-ADRDA, SKID (Wittchen et al. 1990) Hachinski-Ischämie-Skala (Hachinski et al. 1975; liefert differentialdiagnostische Hinweise) NMR, CT	Krankengeschichte: – Klinische Beschreibung der Krankheitsbilder anhand ätiopathogenetischer Hinweise – Symptomale und syndromale Beschreibung Hachinski-Ischämie-Skala fakultativ ICD-9 CM oder DSM-III-R
Schweregradbestimmung	BCRS (Reisberg et al. 1983) GDS (Reisberg et al. 1982) SKT	MMSE (Folstein et al. 1975): Screening SKT (Erzigkeit 1989): Screening und Verlaufskontrolle
) Ein- und Ausschlußkriterien: Angestrebt wird eine möglichst genaue Beschreibung der zu bildenden Untersuchungsgruppe anhand klinischer Kriterien	23 oder weniger Punkte im MMSE (siehe z. B. Baumel et al. 1989); zwischen 9 und 18 Gesamtpunkte im SKT (siehe z. B. Fischhof et al. 1989)	Klinische Beurteilung Leidensdruck des Patienten, Beschwerdebild
) Aufstellen von Hypothesen: In welchem Bereich wird die therapeutische Wirksamkeit erwartet? z. B.: – Aufmerksamkeit, Informationsverarbeitungsgeschwindigkeit	ZVT-G (Oswald u. Fleischmann 1983; s. z. B. Herrmann et al. 1986; Kanowski et al. 1989) SKT (siehe z. B. Schmage et al. 1989)	Abgestimmt auf das individuelle Beschwerdebild des Patienten
– Konzentration, Sorgfalt – Gedächtnis	Wechsler-Digit-Span-Test (s. z. B. Tobares et al. 1989) SKT (s. z. B. Kanowski et al. 1989)	Die meisten der in klinischen Studien eingesetzten Testverfahren eignen sich auch für den Einsatz in der ärztlichen Praxis
– Motorik – Befinden, Emotionalität	SCAG (CIPS 1986; siehe z. B. Schmage et al. 1989) Bf-S' (v. Zerssen 1976; siehe z. B. Frenzl 1985)	Einen Sonderfall bezüglich der Aufstellung von Hypothesen stellen gutachterliche Fragestellungen dar
– Soziale Integration – Klinisches Gesamtbild	CGI (CIPS 1986; siehe z. B. Blaha et al. 1989); SCAG (siehe z. B. Fischhof et al. 1989)	

Tabelle 3 (Fortsetzung)

Entscheidungsschritte	Lösungsvorschläge	
	Für klinische Studien	In der ärztlichen Praxis
5) Beurteilungsebene: Wie soll gemessen werden?	Dazu gibt es Empfehlungen z. B. der Hirnliga (Kanowski et al. 1989), oder der Münchener Konsensuskonferenz (Amaducci et al. 1989); aktualisierte Empfehlungen des BGA sind in Vorbereitung	In der ärztlichen Praxis läßt sich eine Testbatterie auf die individuellen Besonderheiten, den Beschwerdekomplex des Patienten abstimmen
– Leistungsprüfung	SKT, ZVT-G, NAI (Oswald u. Fleischmann 1982), KAI (Lehrl et al. 1980)	
– Fremdbeurteilung	SCAG, BGP (CIPS 1986), NOISIE (Honigfeld et al. 1976)	
– Selbstbeurteilung	EWL (Janke u. Debus 1978), Bf-S'	
– Biologische Marker	Biochemische und/oder neuroradiologische Methoden (z. B. Flicker fusion, CT, NMR, EEG, MEG)	
Wer soll befragt werden? – Arzt (Fremdbeurteilung) – Patient (Leistungstests, Selbstbeurteilung) – Pflegepersonal (Fremdbeurteilung) – Angehörige (Fremdbeurteilung)		
6) Auswahl des Untersuchungsinstrumentes: – Erfüllung der Testgütekriterien – Praktikabilität (Ökonomie und Akzeptanz)	Bei erfüllten Testgütekriterien und erwiesener Praktikabilität sind insbesondere Fragen nach der differentiellen Reliabilität und Validität zu stellen:	
	Wichtige Hinweise für die Evaluation der Befunde liefern Erfahrungen aus vergleichbaren Untersuchungen (z. B. vergleichbare Therapieziele in anderen Studien mit den gleichen Methoden)	Hinweise darauf ergeben sich z. B. aus Untersuchungen an vergleichbaren Patientengruppen (z. B. hinsichtlich Diagnose oder Störungsgrad) Nicht nur beim Einsatz im gutachterlichen Bereich sind Fragen z. B. der Abrechenbarkeit der Tests als ärztliche Leistung zu stellen
7) Beurteilung der klinischen Relevanz: Verbessern die therapeutischen Effekte die Lebenssituation des Patienten in entscheidender Weise? Die Auswahl der Beurteilungsebene (Leistungsprüfung, Fremd- oder Selbstbeurteilung) erfolgt dabei in Abhängigkeit vom Krankheitsbild	Empfehlungen zur Beurteilung der klinischen Relevanz von Therapieeffekten wurden beispielsweise von der Hirnliga (Kanowski et al. 1989) oder von Herrmann et al. (1988) gegeben	Die Beurteilung der klinischen Relevanz erfolgt durch den Arzt bei Kenntnis der klinischen Befunde und der wichtigen Lebensbedingungen bzw. deren Veränderungen

Nach Formulierung der Fragestellung – hier der Wirksamkeitsnachweis von therapeutischen Maßnahmen bei dementiellen Erkrankungen –, müssen im zweiten Schritt Patienten mit der entsprechenden Diagnose identifiziert werden. Da eine Klassifikation aufgrund der Ätiopathogenese zumindest derzeit nicht möglich erscheint – die Ursachen und Entstehungsbedingungen der meisten dementiellen Erkrankungen sind nach wie vor unbekannt bzw. in vivo nicht feststellbar –, hat sich der diagnostische Zugang über die syndromale Beschreibung des klinischen Bildes durchgesetzt. Prominenteste Beispiele stellen die international gebräuchlichen Diagnosenschlüssel DSM-III-R (Wittchen et al. 1989) und ICD-9 (Degkwitz et al. 1979) dar. Daneben existieren weitere Klassifikationsschemata, die vor allem im Hinblick auf die Störungsgradbestimmung entwickelt wurden, wie die Beschreibungen der klinischen Bilder und Krankheits- bzw. Störungsgradstadien nach Lauter (1980), Peters (1981), Kanowski u. Coper (1982) oder der schon weitergehend systematisierte Ansatz von Reisberg et al. (1985). In der syndromal orientierten Demenzdiagnostik lassen sich psychometrische Verfahren zur Operationalisierung und Quantifizierung der in den gängigen psychiatrischen Klassifikationen enthaltenen diagnostischen Kriterien einsetzen, beispielsweise zum Nachweis der für die Diagnose „Demenz" nach DSM-III-R als obligatorisch geforderten „Beeinträchtigungen des Kurz- und Langzeitgedächtnisses". Zur Diagnosesicherung und globaleren Beurteilung des kognitiven Zustands eines Patienten bezüglich Orientierung, Merkfähigkeit, Aufmerksamkeit, Gedächtnis und Sprache stehen ebenfalls praktikable psychometrische Verfahren, sog. „Screening-Tests" wie der MMSE (Mini Mental State Examination) nach Folstein et al. (1975), zur Verfügung.

Falls der Wirksamkeitsnachweis einer therapeutischen Maßnahme im Rahmen einer klinischen Studie zum Nachweis der therapeutischen Wirksamkeit „nootroper" Substanzen erbracht werden soll, können zur genaueren Beschreibung und Homogenisierung der Untersuchungsgruppe mit Hilfe psychometrischer Testverfahren quantitative Ein- bzw. Ausschlußkriterien definiert werden. Klinische Studien werden in der Regel mit Patienten durchgeführt, die an leichten bis mittelgradigen Demenzen erkrankt sind. Ein dabei häufiger gefordertes Einschlußkriterium (z. B. Fenzl 1985; Fischhof et al. 1989) stellen beispielsweise 9–18 Gesamtpunkte im SKT, einem Kurztest zur Erfassung von Aufmerksamkeits- und Gedächtnisstörungen (Erzigkeit 1989), dar. Andere Verfahren, die eine Schweregradbestimmung bei gesicherter Diagnose erlauben, sind Fremdbeurteilungsverfahren wie die SCAG (Sandoz Clinical Assessment Geriatric Scale) nach Venn et al. (1974), die BCRS (Brief Cognitive Rating Scale) nach Reisberg et al. (1983) oder die NAB (Nürnberger Alters-Beobachtungsskala) aus dem Nürnberger Altersinventar (NAI) von Oswald u. Fleischmann (1982), das neben Fremdbeurteilungsverfahren auch Selbstbeurteilungsskalen und Leistungstests enthält.

Im Anschluß daran müssen noch vor Untersuchungsbeginn Hypothesen darüber aufgestellt werden, in welchen Bereichen eine Wirkung der theapeutischen Maßnahme erwartet wird. Da dementielle Erkrankungen in erster Linie durch Beeinträchtigungen der Aufmerksamkeit und des Gedächtnisses gekennzeichnet sind, kommt der Prüfung dieser beiden Funktionen bei der Auswahl der Zielvariablen in klinischen Untersuchungen wie auch bei der Verlaufskontrolle in der ärztlichen Praxis besondere Bedeutung zu. Hierfür, wie auch für Messungen in den anderen in Tabelle 3 aufgeführten Bereichen, liegen eine Reihe bewährter psychometrischer Verfahren vor (Übersichten finden sich z. B. bei Copeland u. Wilson 1989; Denzler et al. 1986; Gutzmann u. Kühl 1987; Janke u. Hüppe 1989; Lang 1989; Luhr u. Weidenhammer 1984).

In Abhängigkeit von der festgelegten Beurteilungsebene, wobei es die besprochenen Einsatzbeschränkungen für Leistungstests, Fremd- und Selbstbeurteilungsverfahren zu beachten gilt (s. S. 18–20), müssen dann unter sämtlichen verfügbaren Untersuchungsinstrumenten die schließlich zu verwendenden Verfahren ausgewählt werden. Die nach unserer Auffassung dabei zu berücksichtigenden Kriterien sind – wie in Tabelle 2 bereits dargestellt – neben der Erfüllung der Hauptgütekriterien die Ökonomie, Akzeptanz, Wiederholbarkeit und – insbesondere bei Leistungstests – die differentielle Validität des Verfahrens. Diese Kriterien sind jedoch in Abhängigkeit davon, ob der Test im klinischen Bereich oder in der ärztlichen Praxis eingesetzt werden soll, unterschiedlich zu gewichten.

Die Frage, wie der Nachweis der klinischen Relevanz der mit psychometrischen Methoden gemessenen therapeutischen Effekte zu erbringen ist, kann bislang noch nicht zufriedenstellend beantwortet werden. Zur Lösung dieses Problems wurden in der letzten Zeit zahlreiche Vorschläge gemacht (z. B. Herrmann u. Schärer 1988; Kanowski et al. 1989). Erwogen wurde u. a. die Definition von klinischer Relevanz als Verbesserung der Testleistung um mindestens eine halbe Standardabweichung, die Vorgabe von Prozentwerten gebesserter Patienten, die erreicht werden müssen, um einer Therapie klinische Relevanz zuzusprechen oder – wie bereits erwähnt – statistisch bedeutsame Verbesserungen in den drei Beobachtungsebenen Psychopathologie, Psychometrie und Verhalten. Nach unserer Auffassung kann jedoch noch keine dieser Lösungsmöglichkeiten befriedigen. Erfolgversprechend stellt sich aus unserer Sicht der Versuch dar, auf der Basis sog. ADL-Skalen zur Erfassung alltäglicher Aktivitäten Beurteilungsstandards zu entwickeln, wobei jedoch in weitaus stärkerem Umfang als bisher individuelle Bedingungen von Lebensqualität, Autonomie oder Lebenszufriedenheit zu berücksichtigen wären. Damit wäre zwar immer noch nicht das grundsätzliche methodische Problem der Beurteilung „klinischer Relevanz" anhand eines Algorithmus gelöst, inhaltlich ließe sich jedoch zumindest plausibler, wenn nicht sogar in wissenschaftstheoretisch abgesicherter Form – orientiert an Krankheits- oder Verhaltenstheorien – argumentieren.

Zusammenfassung

Einsatzbereiche psychometrischer Verfahren bei dementiellen Erkrankungen sind Diagnostik, Bestimmung des Schweregrades der Erkrankung und die Bewertung therapeutischer Maßnahmen. In der Diagnostik können psychometrische Testverfahren eine durch Anamnese und psychopathologischen Befund naheliegende Verdachtsdiagnose durch die objektive Erfassung der Defizite erhärten. Störungsgradbestimmungen sind z. B. bei der Beantwortung gutachterlicher Fragestellungen mittlerweile Standard geworden, ebenso bei der Verlaufskontrolle zum Nachweis von Therapieeffekten, insbesondere im Rahmen von klinischen Studien zur Prüfung der Wirksamkeit von Nootropika.

Unverständlicherweise werden psychometrische Verfahren in der ärztlichen Praxis zur Verlaufs- oder Therapiekontrolle vergleichsweise selten eingesetzt, obwohl bewährte Verfahren zur Verfügung stehen, die auch für wiederholte Messungen geeignet sind und im Rahmen der ärztlichen Leistungserstattung in Rechnung gestellt werden können. Zur Therapiekontrolle haben sich nach allgemeiner Auffassung bisher objektive Leistungstests neben dem CGI zur Erfassung des klinischen Gesamteindrucks durch den Arzt am besten bewährt. Zur Beurteilung der klinischen Relevanz der durch nootrope Substanzen bewirkten Verbesserungen wird von der Hirnliga Heidelberg oder der Konsensus-Konferenz München eine sog. Mehrebenen-Diagnostik empfohlen, die Psychopathologie, Psychometrie und Verhalten umfaßt. In Hinblick auf die Vor- und Nachteile der verschiedenen Testverfahren empfiehlt sich im klinischen Bereich und in der ärztlichen Praxis die Zusammenstellung einer Testbatterie, die Selbstbeurteilungs-, Fremdbeurteilungs- und Leistungsverfahren umfaßt. Keine dieser Möglichkeiten ist jedoch für sich gesehen vollständig befriedigend. Erfolgversprechend stellt sich aus unserer Sicht der Versuch dar, zusätzlich auf der Basis sog. ADL-Skalen zur Erfassung alltäglicher Aktivitäten Beurteilungsstandards zu entwickeln, wobei jedoch in weitaus stärkerem Umfang als bisher individuelle Bedingungen wie Lebensqualität, Autonomie oder Lebenszufriedenheit zu berücksichtigen wären.

Literatur

Amaducci L, Angst P, Bech P et al. (1989) Consensus conference on the methodology of clinical trials of „nootropics", Munich, June 1989. Report of the Consensus Committee

Arnold K, Heerklotz B (1980) Bewertung von Depressions- und Befindlichkeits-Skalen bei alkoholischen Durchgangs-Syndromen. Neurol Psychiat 6:217–220

Baumel B, Eisner LS, Karukin M (1989) Nimodipine in the treatment of Alzheimer's disease. In: Bergener M, Reisberg B (eds) Diagnosis and treatment of senile dementia. Springer, Berlin Heidelberg New York Tokyo

Blaha L, Erzigkeit H, Adamczyk A, Freytag S, Schaltenbrand R (1989) Clinical evidence of the effectiveness of vinpocetine in the treatment of organic psychosyndrome. Hum Psychopharmacol 4:103–111

Brickenkamp R (Hrsg) (1975) Handbuch psychologischer und pädagogischer Tests. Hogrefe, Göttingen

CIPS Collegium Internationale Psychiatriae Scalarum (Hrsg) (1986) Internationale Skalen für Psychiatrie. Beltz, Weinheim

Copeland JRM, Wilson KCM (1989) Rating scales in old age psychiatry. In: Thompson C (ed) The instruments of psychiatric research. Wiley, New York

Degkwitz R, Helmchen H, Kockott G, Mombour W (Hrsg) (1979) Diagnosenschlüssel und Glossar psychiatrischer Krankheiten. Deutsche Ausgabe der internationalen Klassifikation der Krankheiten der WHO ICD (= International Classification of Diseases), 9. Revision, Kapitel 5. Springer, Berlin Heidelberg New York

Denzler P, Kessler J, Markowitsch HJ (1986) Möglichkeiten und Mängel der psychometrischen Demenz-Diagnostik. Fortschr Neurol Psychiat 54:382–392

Erzigkeit H (1989) Manual zum SKT, Formen A–E, 4. Aufl. Beltz, Weinheim

Erzigkeit H, Lehrl S, Blaha L, Heerklotz B (Hrsg) (1979) Messung und Meßverfahren in der Psychopathologie. Vless, Vaterstetten

Fenzl E (1985) Medizinischer Abschlußbericht zur multizentrischen, kontrollierten Phase III-Studie zur Untersuchung der Verträglichkeit und Wirksamkeit von Vinpocetin im Verlauf einer einjährigen Behandlung von ambulanten Patienten mit einem leichten bis mittelgradigen organischen Psychosyndrom. (Eine placebokontrollierte Doppelblindprüfung.) Unveröffentlichter Bericht der Thiemann Arzneimittel GmbH, Waltrop

Fischhof PK, Wagner G, Littschauer L et al. (1989) Therapeutic results with nimodipine in primary degenerative dementia and multi-infarct dementia. In: Bergener M, Reisberg B (eds) Diagnosis and treatment of senile dementia. Springer, Berlin Heidelberg New York Tokyo

Folstein MF, Folstein SE, McHugh PR (1975) „Mini mental state". A practical method for grading the cognitive state of patients for the clinician. J Psychiatr Res 12:189–198

Gutzmann H, Kühl K-P (1987) Klinische Beurteilungsebenen hirnorganischer Psychosyndrome: Zum Problem einer differenzierten Befunderhebung. In: Coper H, Heimann H, Kanowski S, Künkel H (Hrsg) Hirnorganische Psychosyndrome im Alter, Bd III: Methoden zum klinischen Wirksamkeitsnachweis von Nootropika. Springer, Berlin Heidelberg New York Tokyo

Hachinski VC, Iliff LD, Zilhka E et al. (1975) Cerebral blood flow in dementia. Arch Neurol 32:632–637

Herrmann WM, Schärer E (1988) Effects and efficacy of nootropics discussed with the example of pyritinol. In: Herrmann WM (ed) Higher nervous functions. International Symposium during the 7th Asian Oceanian Congress of Neurology. Vieweg, Wiesbaden

Herrmann WM, Kern U, Röhmel J (1986) On the effects of pyritinol on functional deficits of patients with organic mental disorders. Pharmacopsychiatry 19:378–385

Hiltmann H (1977) Kompendium der psychodiagnostischen Tests. Huber, Bern

Honigfeld G, Gillis RD, Klett CJ (1976) 039 NOISE. Nurses' Observation Scale for Inpatient Evaluation. In: Guy W (ed) ECDEU Assessment Manual for Psychopharmacology. Rockville, MD, pp 265–273

Janke W, Debus G (1978) Die Eigenschaftswörterliste (EWL-K) – Ein Verfahren zur Erfassung der Befindlichkeit. Hogrefe, Göttingen

Janke W, Hüppe M (1989) Psychological methods for the assessment of performance and emotionality in elderly patients. In: Bergener M, Reisberg B (eds) Diagnosis and treatment of senile dementia. Springer, Berlin Heidelberg New York Tokyo

Jaspers K (1910) Die Methoden der Intelligenzprüfung und der Begriff der Demenz. Z Ges Neurol Psychiat 6:401–452

Kanowski S, Coper H (1982) Das hirnorganische Psychosyndrom als Ziel pharmakologischer Beeinflussung. In: Bente D, Coper H, Kanowski S (Hrsg) Hirnorganische Psychosyndrome im Alter. Springer, Berlin Heidelberg New York

Kanowski S, Ladurner G, Maurer K et al. (1989) Empfehlungen zur Evaluierung der Wirksamkeit von Nootropika. Unveröffentlichtes Manuskript der Hirnliga, Heidelberg

Lauter H (1980) Demenzen. In: Peters UH (Hrsg) Die Psychologie des 20. Jahrhunderts, Bd X. Kindler, Zürich

Lang C (1989) Psychometrie der Demenzen. Nervenheilkunde 8:228–232

Lehmann E (1985) Entwurf eines praktikablen und gültigen Untersuchungsansatzes zum Nachweis der Wirksamkeit nootroper Substanzen. In: Bente D, Coper H, Kanowski S (Hrsg) Hirnorganische Psychosyndrome im Alter, Bd II. Springer, Berlin Heidelberg New York Tokyo

Lehrl S, Gallwitz A, Blaha L (1980) Kurztest für allgemeine Intelligenz KAI. Manual. Vless, Vaterstetten

Lehrl S, Kinzel W, Fischer B, Weidenhammer W (Hrsg) (1986) Psychiatrische und medizinpsychologische Meßverfahren des deutschsprachigen Raumes. Vless, Ebersberg

Lienert GA (1961) Testaufbau und Testanalyse. Beltz, Weinheim

Luhr R, Weidenhammer W (1984) Methodeninventar zur Durchführung pharmakologischer Untersuchungen in der Frühgeriatrie – Ein Vorschlag. In: Fischer B, Lehrl S (Hrsg) 5. Klausenbacher Gesprächs-Runde. Zerebrale Insuffizienz im Alter. Narr, Tübingen

Oswald WD (1988) Möglichkeiten und Grenzen der Psychometrie in der psychogeriatrischen Forschung. Z Gerontopsychol Gerontopsychiat (3):181–191

Oswald WD, Fleischmann UM (1982) Das Tübinger Alters-Inventar NAI. Kurzbeschreibung, Testanweisung, Normwerte, Testmaterial. Universität Erlangen-Nürnberg

Oswald WD, Fleischmann UM (1983) Zahlen-Verbindungstest ZVT, Form G. Ein Test zur Messung der kognitiven Leistungsgeschwindigkeit für die Altersgruppen 60 bis 90. Hogrefe, Göttingen

Oswald WD, Oswald B (1988) Zur Replikation von Behandlungseffekten bei Patienten mit hirnorganischen Psychosyndromen im Multizenter-Modell als Indikator für klinische Wirksamkeit. Eine Placebo-kontrollierte Doppelblind-Studie mit Pyritinol. Z Gerontopsychol Gerontopsychiat 1(3):223–241

Peters UH (1981) Das organische Psychosyndrom – was ist das? Dtsch Med Wochenschr 106:1403–1405

Reisberg B, Ferris SH, de Leon MJ (1985) Senile dementia of the Alzheimer type: diagnostic and differential diagnostic features with special reference to functional assessment staging. In: Treber J, Gispen WH (eds) Senile dementia of the Alzeheimer type. Springer, Berlin Heidelberg New York Tokyo

Reisberg B, Ferris SH, de Leon MJ, Crook T (1982) The Global Deterioriation Scale for the Assessment of Primary Degenerative Dementia. Am J Psychiatry 139(9):1136–1139

Reisberg B, London E, Ferris SH et al. (1983) The brief cognitive rating scale: language, motoric and mood, concomitants in primary degenerative dementia (PDD). Psychopharmacol Bull 19:702–708

Schweizer A, Krieger S (1988) Psychometrische Untersuchungsverfahren in der Gerontopsychiatrie. In: Lehrl S, Kinzel W, Fischer B (Hrsg) Psychopathometrie in der Medizin. Beispiele und Ergebnisse von Anwendungen in Forschung und Praxis. Vless, Ebersberg

Schmage M, Boehme K, Dycka J, Schmitz H (1989) Nimodipine for psychogeriatric use: methods, strategies, and considerations based on experience with clinical trials. In: Bergener M, Reisberg B (eds) Diagnosis and treatment of senile dementia. Springer, Berlin Heidelberg New York Tokyo

Tobares N, Pedromingo A, Bigorra J (1989) Nimodipine treatment improves cognitive functions in vascular dementia. In: Bergener M, Reisberg B (eds) Diagnosis and treatment of senile dementia. Springer, Berlin Heidelberg New York Tokyo

Venn RD, Hamot HB, Shader RI (1974) A new scale for clinical assessment on geriatric populations: SANDOZ Clinical Assessment – Geriatric (SCAG). J Am Geriat Soc 22(3):107–113

Weitbrecht HJ (1957) Zur Frage der Spezifität psychopathologischer Symptome. Fortschr Neurol Psychiat Grenzgeb 25:41–57

Wittchen H-U, Sass H, Zaudig M, Koehler K (1989) Diagnostisches und Statistisches Manual Psychischer Störungen DSM-III-R. Beltz, Weinheim

Wittchen H-U, Schramm E, Zaudig M et al. (1990) SKID – Strukturiertes klinisches Interview für DSM-III-R. Beltz, Weinheim

Zerssen D von (1976) Die Befindlichkeits-Skala. Beltz, Weinheim

Pathobiochemische Störungen im oxydativen Hirnstoffwechsel und ihre therapeutische Beeinflußbarkeit

S. Hoyer

Einleitung

Lang anhaltende oder bleibende Störungen des oxydativen Hirnstoffwechsels können ausgelöst werden durch eine Reihe unterschiedlicher extrazerebraler Ursachen, die sich klinisch überwiegend als psychologische Defizite und weniger als neurologische Ausfälle nachweisen lassen (Hoyer 1982, 1988 b). Soweit die psychologischen Defizite erworbene intellektuelle Fähigkeiten betreffen, werden sie als Demenz bezeichnet (Jaspers 1959) und bei extrazerebraler Ursache als sekundäre Form klassifiziert. Davon abgegrenzt sind primäre Demenzen, bei denen es sich um authochtone Hirnerkrankungen handelt, die sich in degenerative und vaskuläre Formen gliedern lassen. Primär degenerative Demenzen dominieren gegenüber den primär vaskulären Formen mit etwa zwei Drittel zu einem Drittel (Tomlinson et al. 1970; Jellinger 1976). Bei primär degenerativen Demenzen steht die Demenz vom Alzheimer-Typ im Vordergrund (Tomlinson 1980), die sich aus genetischer, morphologischer, pathobiochemischer und klinischer Sicht in solche mit frühem und solche mit spätem Beginn gliedert (Mann et al. 1984; Bowen u. Davison 1986; Roth 1986; Goate et al. 1989).

Vor nahezu 50 Jahren konnte erstmalig gezeigt werden, daß der oxydative Stoffwechsel des Gehirns unter physiologischen Bedingungen ausschließlich auf der Nutzung von Glukose als Substrat der Energiegewinnung basiert (Gibbs et al. 1942). Spätere Untersuchungen haben diesen Befund bestätigt und zudem dem zerebralen Glukose- und Energiestoffwechsel eine zentrale Stellung bei der Aufrechterhaltung normaler mentaler Funktionen zugewiesen (Gottstein et al. 1963; Cohen et al. 1967; Hoyer 1970; Siesjö 1978; Erecinska u. Silver 1989). Aus Glukose werden im Gehirn der Neurotransmitter Azetylcholin (Perry et al. 1980) und die Aminosäurenneurotransmitter Glutamat, Aspartat, Glyzin und Gamma-Aminobuttersäure gebildet (Barkulis et al. 1960; Sacks 1965; Wong u. Tyce 1983): Glutamat und Aspartat haben exzitatorische, Glyzin und Gamma-Aminobuttersäure inhibitorische Wirkungen. Allein diese Beispiele verdeutlichen, daß Störungen im zerebralen Glukosestoffwechsel zu erheblichen Beeinträchtigungen im Energie- und Neurotransmitterhaushalt dieses Organs und damit zu mentalen Leistungseinbußen führen müssen. Am Beispiel der Demenz vom Alzheimer-Typ sollen derartige pathobiochemische Vorgänge im Gehirn erläutert werden.

Hirnleistungsstörungen im Alter
Hrsg.: Hans-Jürgen Möller
© Springer-Verlag Berlin Heidelberg 1991

Biochemie des zerebralen Glukoseabbaus, verwandte Stoffwechselwege und Energiebildung

Die Kontrolle des zerebralen Glukosestoffwechsels erfolgt über unterschiedliche Mechanismen. Die Aufnahme von Glukose aus dem arteriellen Blut durch die Blut-Hirn-Schranke ins Gehirn geschieht über einen erleichtert ablaufenden Transportmechanismus, der offensichtlich von Insulin beeinflußt wird (Bachelard 1971; Hertz et al. 1981). Der zelluläre glykolytische Abbau der Glukose unterliegt der Kontrolle der allosterischen Enzyme Hexokinase und Pyruvatkinase, unter Dominanz von Phosphofruktokinase, wobei das Endprodukt der Glykolyse Pyruvat ist. Über den glykolytischen Abbau von 1 mol Glukose werden 8 mol ATP~21% von 38 mol ATP gebildet. Die Oxydation beginnt mit dem Abbau des Pyruvats zu Azetyl-CoA über den allosterischen Multienzymkomplex Pyruvatdehydrogenase. Dieser Stoffwechselschritt, der Glykolyse und Oxydation miteinander verbindet, ist von herausragender Bedeutung. Zum einen liefert die Pyruvatoxydation Äquivalente für 6 mol ATP ~ 16% der gebildeten Gesamtmenge. Zum anderen dient Azetyl-CoA, das zum größten Teil zur weiteren Oxydation und Energiebildung in den Zitronensäurezyklus über die Kondensation mit Oxalazetat eingeschleust wird, zu rund 1% der Azetylcholinbildung. Dieser Vorgang ist funktionell eng an die Aktivität des Pyruvatdehydrogenasekomplexes gekoppelt (Gibson et al. 1975). Zerebrales Azetylcholin ist in hohem Maße an der Bildung und Wiederverfügbarmachung von Gedächtnisinhalten beteiligt (Gold u. Zornetzer 1983).

Weitere Oxydationsschritte verlaufen über die allosterischen Multienzymkomplexe Isozitratdehydrogenase und Alpha-Ketoglutaratdehydrogenase, die wie Pyruvatdehydrogenase durch Ca^{2+} stimuliert werden (Wan et al. 1989) und die Äquivalente für jeweils 6 mol ATP bereitstellen. So wird nahezu die Hälfte (47%) aller Oxydationsäquivalente für die ATP-Bildung aus diesen drei Oxydationsschritten verfügbar gemacht, aus denen über Dekarboxylierungen CO_2 gebildet wird.

Der weitere Abbau von Glukosemetaboliten im Zitronensäurezyklus mit Verfügbarmachung von Oxydationsäquivalenten erfolgt über Sukzinatdehydrogenase und Malatdehydrogenase, denen (bislang) keine regulatorischen Eigenschaften zugerechnet werden. Aus beiden Reaktionen entstehen Äquivalente für 4 bzw. 6 mol ATP, was rund ein Viertel (26%) der Gesamtleistung für die nachfolgend in der Atmungskette ablaufende Energiebildung in Form von ATP ausmacht. Es wird deutlich, daß mit Blick auf die für die Energiebildung notwendige Stoffwechselschritte diese bezüglich des Glukoseabbaus eine unterschiedliche Wertigkeit besitzen. Das gebildete ATP kann in Kreatinphosphat überführt und in dieser Form im Gehirn als Energiereserve gespeichert werden.

Überwiegend wird ATP jedoch sofort, z. B. für die Aufrechterhaltung der Ionenhomöostase, für die Funktion von Synapsen, für die Aufrechterhaltung des axoplasmatischen Fluxes und für die strukturelle Integrität des Neurons genutzt. Zwischen ATP-Bildung und ATP-Verbrauch besteht ein Gleichgewicht, das Störungen erfährt, wenn die Bildung insuffizient ist, die Utilisation nicht normal verläuft oder wenn Veränderungen in beiden Prozessen vorliegen.

Unter normalen Bedingungen wird Glukosekohlenstoff sehr schnell im Zitronensäurezyklus in Aminosäuren eingebaut, bevorzugt in Glutamat, Glutamin, Aspartat und Gamma-Aminobuttersäure (Barkulis et al. 1960; Sacks 1965; Wong u. Tyce 1983). Im Gehirn werden für diese Aminosäuren wenigstens zwei unterschiedliche Kompartimente vermutet, von denen eines ein Speicherkompartiment ist. Diese glukoplastischen Aminosäuren dürften einmal als Substratreserve für Glukose dienen, weil sie z. B. über Alpha-Ketoglutarat oder Pyruvat leicht in den Zitronensäurezyklus eingeschleust werden können. Zum anderen wirken sie als Aminosäurenneurotransmitter, von denen die exzitatorische Funktionen entfaltenden Glutamat und Aspartat nahezu im gesamten Gehirn effektiv sind, besonders jedoch in Afferenzen des entorhinalen Kortex und in den Schafferschen Kollateralen, die beide im Hippokampus enden (Monaghan et al. 1983; Strange 1988). Glutamat/Aspartat binden mit hoher Affinität an postsynaptische dendritische Rezeptoren (Rothman u. Olney 1986), die im wesentlichen als N-Methyl-D-Aspartat (NMDA)-, Quisqualat- und Kainatrezeptoren unterschieden werden können. NMDA- und Quisqualatrezeptoren sind in enger Verbindung angeordnet und lassen ein konzertiertes Zusammenwirken vermuten, wohingegen Kainatrezeptoren komplementär verteilt sind (Cotman et al. 1987). Diese verschiedenen glutamatergen Rezeptoren vermitteln unterschiedliche Ionenströme, wobei die schnelle exzitatorische Transmission über Quisqualat- und Kainatrezeptoren verläuft. Der NMDA-Rezeptor dagegen kontrolliert einen Kalziumkanal und wird in seiner Wirkung durch Glyzin potenziert (Jahr u. Stevens 1987; Johnson u. Ascher 1987).

Glutamat/Aspartat und die verstärkte Bindung dieser exzitatorischen Aminosäurenneurotransmitter an den glutamatergen NMDA-Rezeptor sind wie Azetylcholin in Lernverhalten und Gedächtnisleistung einbezogen (van Harrefeld u. Fifkova 1974; Freed u. Michaelis 1976; Lynch u. Baudry; McCabe u. Horn 1988).

Somit fällt dem zerebralen Glukosemetabolismus und der daraus resultierenden Energiebildung sowie den verwandten Stoffwechselwegen eine zentrale Bedeutung bei der Aufrechterhaltung normaler neuronaler Funktionen zu. Störungen im zerebralen Glukosemetabolismus dürften demgemäß Anlaß zu neuronalen Schädigungen geben, die in Abhängigkeit vom Grad der Schädigung und ihrer Lokalisation abnorme mentale Leistungen in unterschiedlicher Schwere bedingen.

Zerebraler Glukosestoffwechsel bei der Demenz vom Alzheimer-Typ (DAT)

Bei der DAT mit frühem Beginn konnte als herausragende pathobiochemische Veränderung eine um 44% reduzierte zerebrale Glukoseutilisation gefunden werden, während Durchblutung und Sauerstoffverbrauch des Gehirns nicht verändert waren (Hoyer et al. 1988). Bei arterieller Normoglykämie ließ sich die reduzierte Umsatzrate von Glukose im Gehirn nicht auf ein vermindertes Glukoseangebot an das Gehirn zurückführen. Bemerkenswerterweise wurde bei DAT-Patienten, bei denen ein dominanter Erbgang vorlag, eine Abnahme der zerebralen Glukoseumsatzrate gleichen Ausmaßes gefunden (Polinsky et al. 1987). Der bei der DAT mit frühem Beginn ungestörte zerebrale Sauerstoffverbrauch dürfte seine Erklärung darin finden, daß die Mitochondrienfunktion nicht beeinträchtigt ist, wofür ultrastrukturelle Ergebnisse sprechen (Sumpter et al. 1986). Ferner wurde die Sauerstoffaufnahmerate in Mitochondrien und die CO_2-Produktion in frischen Hirnhomogenaten bei Alzheimer-Patienten in vivo ungestört gefunden (Sims et al. 1983, 1987b). Im gleichen Untersuchungsgut war die ATP-Bildung jedoch nur um 21% reduziert (Sims et al. 1983). Eine 44%ige Reduktion der zerebralen Glukoseumsatzrate müßte bei Betroffensein des gesamten zellulären Abbauweges für Glukose dagegen eine weit höhere Minderung der ATP-Bildung hervorrufen. Somit liegt die Annahme nahe, daß der Metabolismus der Glukose im Gehirn nicht als Ganzes gestört ist, sondern daß ganz bestimmte Stoffwechselschritte in diesem Metabolismus in Mitleidenschaft gezogen sind. Gleiches mag für den Beginn der Spätform der DAT, nicht jedoch für deren chronifizierten Zustand gelten. Im vorangeschrittenen Stadium der spät beginnenden DAT sind zerebraler Glukose- und Sauerstoffverbrauch gleichermaßen auf rund 50% der Norm reduziert (Hoyer et al. 1991).

Neben den genannten Hinweisen auf eine unbeeinträchtigte Substratoxydation im Zitronensäurezyklus und der Atmungskette gibt es nun solche, die einen gestörten glykolytischen Abbau der Glukose und eine gestörte Pyruvatoxydation durch den Pyruvatdehydrogenasekomplex vermuten lassen. So wurde die Aktivität des den glykolytischen Flux kontrollierenden Enzyms Phosphofruktokinase im Postmortem-Material in Gehirnen bei der DAT bei 10% gefunden (Bowen et al. 1979) bzw. ein Aktivitätsabfall etwa gleicher Größenordnung von etwa 0,7 µmol/min · g auf etwa 0,1 µmol/min · g festgestellt (Iwangoff et al. 1980). Unter In-vivo-Bedingungen ließ sich jedoch lediglich eine inkonsistente Abnahme dieser Enzymaktivität von etwa 20% im temporalen Kortex bei noch nicht chronifizierter DAT finden (Sims et al. 1987a). Trotz ihres unterschiedlich hohen Ausfalls weisen diese Befunde darauf hin, daß ein eingeschränkter glykolytischer Flux einen nicht unwesentlichen Anteil an der 44%igen Reduktion des zerebralen Glukoseumsatzes bei der DAT haben mag. Bei ebenfalls an Postmortem-Material in DAT-Gehirnen duchgeführten Studien wurde eine Reduktion der (Gesamt)aktivität des Pyruvatdehydrogenasekomplexes gefunden (Perry et al. 1980; Sheu et al. 1985), wobei diese Herabsetzung 38% betrug (Sorbi et al. 1983).

Bei Vergleich der Ergebnisse aus postmortalen Untersuchungen fällt auf, daß die Aktivitätsabnahme regulatorisch effektiver Enzyme mit Wirkung in der Glykolysekette bedeutend höher ist als bei der Pyruvatoxydation. Dabei ist bemerkenswert, daß keine Korrelation zwischen der Phosphofruktokinaseaktivität und der Zeit der postmortalen Gewebegewinnung gefunden wurde (Bowen et al. 1979), und daß sich die Aktivität des Pyruvatdehydrogenasekomplexes postmortal nicht änderte (Ksiezak-Reding et al. 1982).

Sollte sich in weiteren Untersuchungen bestätigen lassen, daß der glykolytische Glukoseabbau einschließlich der Pyruvatoxydation im Gehirn bei der DAT vorrangig betroffen ist bzw. daß bei intaktem Glukosetransport durch die Blut-Hirn-Schranke (Friedland et al. 1989) die etwa 50%ige Reduktion des zerebralen Glukoseumsatzes bei der DAT ausschließlich durch einen Hypometabolismus in der Glykolyse und im ersten Schritt der Glukoseoxydation hervorgerufen wird, dann würde sich auf Grund dieser Annahme eine ATP-Bildung von lediglich 4 ATP statt 8 ATP aus der Glykolyse berechnen lassen. Bei komplettem Ausfall des Pyruvatdehydrogenasekomplexes wäre ein weiterer Verlust von 6 ATP zu erwarten. Nach den Untersuchungen von Sorbi et al. (1983) kann jedoch lediglich von einer Aktivitätsabnahme dieses Enzymkomplexes von 38% ausgegangen werden, wodurch die ATP-Bildung um etwa 2 ATP herabgesetzt würde, was eine Verminderung der Energiebildung um etwa 16% bedeutet. Dieser auf der Grundlage obiger Annahmen berechnete Wert kommt dem gemessenen von rund 21% recht nahe (Sims et al. 1983). Es kann somit als gesichert angenommen werden, daß bei der DAT eine deutliche Beeinträchtigung des glykolytischen Glukoseabbaus und der Pyruvatoxydation vorliegt, was zu einer anhaltenden und mit der Dauer der Erkrankung zunehmenden Einschränkung der Energiebildung führt.

Die Verminderung der Aktivität des Pyruvatdehydrogenasekomplexes führt zu einer Reduktion der Azetyl-CoA-Bildung. Hieran lassen sich zwei Überlegungen von grundsätzlicher Bedeutung knüpfen.

1) Bei einem Mangel an Azetyl-CoA ist die Kondensation von Oxalazetat mit Azetyl-CoA zu Zitrat wegen des niedrigeren k_m-Wertes der Zitratsynthase gegenüber der Aspartataminotransferase reduziert: Oxalazetat kondensiert mit Glutamat zu Alpha-Ketoglutarat und Aspartat. Bei Ablauf dieser Reaktion würde der Isozitratdehydrogenasekomplex umgangen werden, was zu einer weiteren Abnahme der Energiebildung um bis zu 6 ATP $\sim$ 16% führen würde. Daß die Aspartataminotransferasereaktion unter Verbrauch von Glutamat und mit vermehrter Bildung von Aspartat abläuft, kann nach den Untersuchungen von Hoyer u. Nitsch (1989) angenommen werden. Der Energieverlust würde sich auf zwischen 16–32% berechnen.

Was die Azetylcholinbildung angeht, so wird angenommen, daß die Bereitstellung von Azetyl-CoA aus der Pyruvatoxydation der limitierende Schritt für die Azetylcholinsynthese ist (Tucek 1967, 1978). Da bei der DAT die Aktivität des Multienzymkomplexes Pyruvatdehydrogenase (Sorbi et al. 1983) und damit die Bereitstellung von Azetyl-CoA reduziert sind, gleichzeitig auch die Aktivität von Cholinazetyltransferase herabgesetzt vorliegt (Gibson et al. 1975; Bowen et al. 1979), ist mit der Abnahme der Gewebekonzentration von Azetylcholin auch die (patho)biochemische Grundlage für das Auftreten mentaler Defizite (Lernen und Gedächtnis) gegeben (Spencer u. Lal 1983; Walsh et al. 1984; Bigl et al. 1990).

2) Azetyl-CoA wird aus dem Abbau von freien Fettsäuren im Gehirn bereitgestellt, deren Konzentration z. B in den hippokampalen Subfeldern CA1 und CA3 bei der Ratte rund 600 nmol/g beträgt (Westerberg et al. 1987). Eine weitere Quelle der Bildung freier Fettsäuren im Gehirn unter pathologischen Bedingungen stellt der Abbau von Phospholipiden durch verschiedene Lipasen dar, deren Aktivitäten in Hirnregionen wie z. B. dem Hippokampus, dem parietalen Kortex oder dem Nucleus basalis magnocellularis bei der DAT gegenüber Kontrollen um ein Mehrfaches erhöht gefunden wurden (Farooqui et al. 1988). Bei Nutzung von Azetyl-CoA aus dem Fettsäurenabbau könnte trotz Verminderung der Leistung des Pyruvatdehydrogenasekomplexes ausreichend Azetyl-CoA zur Verfügung gestellt werden, um die Bildung von Zitrat zu ermöglichen. Damit träte eine Verschlechterung der Energiebildung durch Einbeziehen des Isozitratdehydroge-

nasekomplexes nicht ein. Die reduzierte Energieproduktion bliebe auf den herabgesetzten glykolytischen Glukoseabbau und die Minderung der Aktivität des Pyruvatdehydrogenasekomplexes begrenzt.

Die Substitution des zerebralen Glukosemetabolismus durch entweder endogene Aminosäuren oder endogene Fettsäuren oder beides dürfte neben dem Energieverlust mit einer Reihe von Konsequenzen verbunden sein. Antemortem-Untersuchungen bei der DAT ergaben eine erhöhte Konzentration von Aspartat in frontalen und temporalen Kortizes, wohingegen Glutamat temporal herabgesetzt und frontal unverändert gefunden wurde (Procter et al. 1988). Auch diese Ergebnisse weisen auf einen Verbrauch von Glutamat und eine Bildung von Aspartat in der Aspartataminotransferasereaktion hin. Der intrazelluläre Verlust an Glutamat und die Aufhebung der physiologischen glutamatergen Wirkung auf den NMDA-Rezeptor mögen die (patho)biochemischen Ursachen für Störungen von Lern- und Gedächtnisleistung sein (Freed u. Wyatt 1981; Sahai et al. 1985; Wenk et al. 1989).

Bei hoher Abgaberate von Aspartat aus dem Gehirn (Hoyer u. Nitsch 1989) besteht Grund für die Annahme, daß Aspartat extraneural an NMDA-Rezeptoren bindet und bei fortlaufender Entstehung die intrazelluläre Kalziumhomöostase nachhaltig beeinträchtigt. Schädigung und Untergang des (hochvulnerablen) Neurons erscheinen so vorprogrammiert (Olney et al. 1971; Siesjö 1981; Zanotto u. Heinemann 1983; Rothman 1984; Novelli et al. 1988; Khachaturian 1989). Die Störung der neuronalen Kalziumhomöostase kann somit neben dem zerebralen Energiedefizit als weitere herausragende pathobiochemische Veränderung bei der DAT angesehen werden.

Hohe zytosolische Ca^{2+}-Konzentrationen wirken über die Aktivierung von Proteasen und Phospholipasen zellzerstörend. Über die Aktivierung von Proteinkinasen kommt es zu abnormen Proteinphosphorylierungen, die ebenfalls die Zellfunktion nachteilig beeinflussen (Siesjö u. Wieloch 1985). Dadurch wird die toxische Wirkung exzitatorischer Neurotransmitter belegt (Olney et al. 1971), die nicht zwangsläufig hohe Konzentrationen aufweisen müssen: Eine normalerweise nicht toxisch wirkende Glutamatkonzentration entwickelt eine hohe Neurotoxizität bei Energiemangel (Novelli et al. 1988). Die Kalzium-indizierte Aktivierung von Proteasen und Phospholipasen dürfte in hohem Maße zur Schädigung der zellulären Integrität beitragen, wobei für Zellmembranen der Abbau von Phosphatidylcholine bei der DAT von offenbar großer funktioneller Bedeutung ist (Blusztajn u. Wurtman 1983; Blusztajn et al. 1984). Bei der Lipolyse werden freie Radikale gebildet, die u. a. die intrazelluläre Proteolyse stimulieren sowie die Lipidoxydation fördern und so zu einer massiven Zellschädigung beitragen (Siesjö u. Wieloch 1985; Davies u. Goldberg 1987). In der Bildung freier Radikale muß ein weiterer bedeutsamer pathobiochemischer Mechanismus gesehen werden, der bei der DAT zellzerstörend wirkt und damit das klinische Bild entscheidend mitbestimmt.

Therapeutische Rationale bei der DAT

Die Einbuße an verfügbarer Energie, die Störung der intraneuralen Kalziumhomöostase und die Schädigung der zellulären Integrität durch die Bildung freier
Radikale in bevorzugten Neuronenpopulationen mögen bei der DAT eine sich
ständig verstärkende Kaskade zellschädigender Vorgänge auslösen, die sich
selbst unterhält (Hoyer 1988 a). Es ist deshalb erforderlich, diesen perniziösen
Zustand mit geeigneten Pharmaka zu unterbrechen, um zumindest den Status
quo der Zellzerstörung aufrechtzuerhalten und/oder die Zellzerstörung doch
deutlich zu verlangsamen. Daß eine so ausgerichtete Pharmakotherapie nur in
den Anfangsphasen der früh oder spät einsetzenden DAT, nicht aber im fortgeschrittenen Zustand der DAT mit bereits eingetretenem Zellverlust sinnvoll ist,
ist naheliegend.

Nootrop wirkende Pharmaka haben einen günstigen Einfluß auf den gestörten Glukosestoffwechsel bzw. den reduzierten Energiestoffwechsel gezeigt (Hoyer 1988 b). Kürzlich wurde der günstige Einfluß eines Kalziumantagonisten auf
die senile Demenz dargestellt (Bergener u. Reisberg 1989).

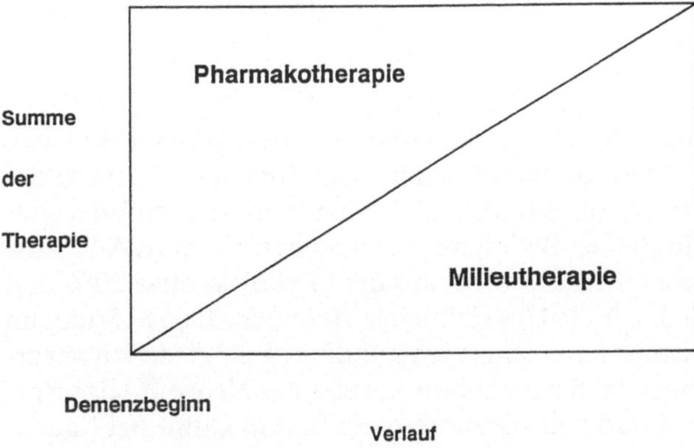

Abb. 1. Summe der derzeitigen therapeutischen Einflußmöglichkeiten bei der DAT: Zu
Krankheitsbeginn ist vorrangig eine entsprechende Pharmakotherapie indiziert, die bei
fortschreitender Demenz durch eine geeignete Milieutheapie zunächst ergänzt und schließlich vollständig ersetzt wird

Die Rationale für die zellprotektive Wirkung von freien Radikalfängern ist ebenfalls belegt (Siesjö u. Wieloch 1985; Nagarajan et al. 1988).

Bei Erkrankungen des Gehirns, die mit psychologischen Defiziten wie einer Demenz einhergehen, ist grundsätzlich zu bedenken, daß die oben beschriebenen pathobiochemischen Veränderungen auf zellulärer und molekularer Ebene zur Schädigung und/oder zum Untergang von Nerven- und Gliazellen führt, wodurch Veränderungen des Verhaltens ausgelöst werden, die das klinische Bild ausmachen und bestimmen. Es ergibt sich somit ein dualer therapeutischer Ansatz, der nicht allein die obengenannte Pharmakotherapie umfassen darf, sondern der zusätzlich milieutherapeutische Maßnahmen einschließt (Abb. 1). Dabei dürfte von Bedeutung sein, daß in Frühstadien einer DAT die Pharmakotherapie im Mittelpunkt stehen sollte. Je weiter das Krankheitsbild DAT jedoch vorangeschritten ist, um so geringer dürfte die pharmakotherapeutische Beeinflussung werden, um im Endstadium einer DAT schließlich völlig zu versagen. Milieutherapie sollte die DAT von Anfang an begleiten und Patienten sowie betroffene Angehörige einschließen. Mit beiden Ansätzen, Pharmako- *und* Milieutherapie dürfte es gelingen, die allseits belastenden dementiven Ausfälle einigermaßen erträglich zu gestalten.

Zusammenfassung

Die ausreichende Bildung und ungestörte Nutzung von Energie in Form von ATP garantiert die Aufrechterhaltung der intrazellulären Ionenhomöostase, des axoplasmatischen Flusses, der Synapsenfunktion und der strukturellen Integrität eines Neurons. Unter physiologischen Bedingungen entsteht im Gehirn ATP ausschließlich aus dem Abbau von Glukose, wobei aus der Glykolyse etwa 20% und aus der Oxydation etwa 80% der ATP-Gesamtmenge stammen. Jede Störung im neuronalen Glukosemetabolismus kann somit ein zelluläres Energiedefizit verursachen, das dann Veränderungen in der Ionenhomöostase des Neurons hervorrufen, neuronalen Streß auslösen und zum Zelluntergang führen kann. Bei Patienten mit beginnender Demenz vom Alzheimer-Typ wurde als dominierende Störung im zerebralen Stoffwechsel eine Reduktion der Glukoseutilisation gefunden, ohne daß Durchblutung und Sauerstoffverbrauch des Gehirns gleichermaßen in Mitleidenschaft gezogen waren. Diese veränderte Bilanz zwischen Glukose- und Sauerstoffverbrauch kann aller Wahrscheinlichkeit nach zurückgeführt weden auf eine Störung des glykolytischen Glukoseabbaus sowie auf eine reduziert ablaufende Oxydation im Pyruvatdehydrogenase- und evtl. auch im Isozitratdehydrogenasekomplex. Dabei kann die fehlende Glukose durch endogenes Glutamat und/oder endogene freie Fettsäuren substituiert werden, ohne daß ein Energiedefizit völlig verhindert wird. Die Folge dieser Glukoseverwertungsstörung ist eine erhöhte Bildung von Aspartat. Bei hoher Abgabe von Aspartat aus dem Gehirn besteht Grund für die Annahme, daß Aspartat extraneural an NMDA-Rezeptoren bindet und die intrazelluläre Kalziumhomöostase nachhaltig beeinträchtigt. Die Störung der neuronalen Kalziumhomöostase sowie die Bildung freier Radikale stellen einen zellulären Streß dar, der die pathobiochemische Grundlage für eine Kaskade sich selbst unterhaltender zellzerstörender Mechanismen ist. Die Aufgabe einer geeigneten Pharmakotherapie auf rationaler Grundlage muß es daher sein, die Pathobiochemie der Zellzerstörung zu unterbrechen. Hierzu erscheint der Einsatz nootrop wirkender Substanzen, die einen günstigen Einfluß auf den gestörten Glukosestoffwechsel haben, von geeigneten Kalziumantagonisten und von freien Radikalfängern sinnvoll. Diese Maßnahmen sind nicht in Krankheitsendstadien indiziert. Neben einer geeigneten Pharmakotherapie ist es bei der Demenz vom Alzheimer-Typ unabdingbar, eine Milieutherapie durchzuführen.

Literatur

Bachelard HS (1971) Specific and kinetic properties of monosaccharide uptake into guinea pig cerebral cortex in vitro. J Neurochem 13:213–222

Barkulis SS, Geiger A, Kawikata Y, Aguilar V (1960) A study of the incorporation of ^{14}C derived from glucose into free amino acids of the brain cortex. J Neurochem 5:339–348

Bergener M, Reisberg B (1989) Diagnosis and treatment of senile dementia. Springer, Berlin Heidelberg New York Tokyo

Bigl V, Arendt T, Biesold D (1990) The nucleus basalis of Meynert during aging and in dementing disorders. In: Steriade M, Biesold D (eds) Cholinergic systems of the basal forebrain. Oxford University Press, Oxford

Blusztajn JK, Wurtman RJ (1983) Choline and cholinergic neurons. Science 221:614–620

Blusztajn JK, Maire JC, Tacconi MT, Wurtman RJ (1984) The possible role of neuronal choline metabolism in the pathophysiology of Alzheimer's disease: a hypothesis. In: Wurtman RJ, Corkin SH, Growdon JH (eds) Alzheimer's disease: advances in basic research and therapies. Center Brain Sci. Metab., Cambridge/Mass., pp 183–198

Bowen DM, White P, Spillane JA et al. (1979) Accelerated ageing or selective neuronal loss as an important cause of dementia? Lancet I:11–14

Bowen DM, Davison AN (1986) Biochemical studies of nerve cells and energy metabolism in Alzheimer's disease. Br Med Bull 42:75–80

Cohen PJ, Alexander SC, Smith TC, Reivich M, Wollman H (1967) Effects of hypoxia and normocarbia on cerebral blood flow and metabolism in conscious man. J Appl Physiol 23:183–189

Cotman CW, Monaghan DT, Ottersen OP, Storm-Mathisen J (1987) Anatomical organization of excitatory amino acid receptors and their pathways. TINS 10:273–280

Davies KJA, Goldberg AL (1987) Oxygen radicals stimulate intracellular proteolysis and lipid peroxidation by independent mechanisms in erythrocytes. J Biol Chem 262:8220–8226

Erecinska M, Silver IA (1989) ATP and brain function. J Cereb Blood Flow Metabol 9:2–19

Farooqui AA, Liss L, Horrocks LA (1988) Neurochemical aspects of Alzheimer's disease: involvement of membrane phospholipids. Metabol Brain Dis 3:19–35

Freed WY, Michaelis EK (1976) Effect of intraventricular glutamic acid on the acquisition, performance and extinction of an operant response and on general activity. Psychopharmacology 50:293–299

Freed WY, Wyatt RJ (1981) Impairment of instrumental learning in rats by glutamic acid diethyl ester. Pharmacol Biochem Behav 14:223–226

Friedland RP, Jagust WJ, Huesman RH et al. (1989) Regional cerebral glucose transport and utilization in Alzheimer's disease. Neurology 39:1427–1423

Gibbs EL, Lennox WG, Nims LF, Gibbs FA (1942) Arterial and cerebral venous blood. Arterial-venous differences in man. J Biol Chem 144:325–332

Gibson GE, Jope R, Blass JP (1975) Reduced synthesis of acetylcholine accompanying impaired oxidation of pyruvic acid in rat brain minces. Biochem J 148:17–29

Goate AM, Haynes AR, Owen MJ et al. (1989) Predisposing locus for Alzheimer's disease on chromosome 21. Lancet I:352–355

Gold PE, Zornetzer SF (1983) The mnemon and juices: neuromodulation of memory processes. Behav Neural Biol 38:151–189

Gottstein U, Bernsmeier A, Sedlmeyer I (1963) Der Kohlenhydratstoffwechsel des menschlichen Gehirns. I. Untersuchungen mit substratspezifischen enzymatischen Methoden bei normaler Hirndurchblutung. Klin Wochenschr 41:943–948

Harrefeld A van, Fifkova E (1974) Involvement of glutamate in memory formation. Brain Res 81:455–467

Hertz MM, Paulson OB, Barry DI, Christiansen JS, Svendsen PA (1981) Insulin increases glucose transfer across the blood brain barrier. J Clin Invest 67:597–604

Hoyer S (1970) Der Aminosäurenstoffwechsel des normalen menschlichen Gehirns. Klin Wochenschr 48:1239–1243

Hoyer S (1982) The abnormally aged brain. Its blood flow and oxidative metabolism. A review-part II. Arch Gerontol Geriatr 1:195–207

Hoyer S (1988a) Glucose and related brain metabolism in dementia of Alzheimer type and its morphological significance. Age 11:158–166

Hoyer S (1988b) Therapie zerebraler Durchblutungsstörungen. In: Trübestein G (Hrsg) Periphere und zerebrale arterielle Durchblutungsstörungen. Perimed, Erlangen, S 94–107

Hoyer S, Nitsch R (1989) Cerebral excess release of neurotransmitter amino acids subsequent to reduced cerebral glucose metabolism in early-onset dementia of Alzheimer type. J Neural Transm 75:227–232

Hoyer S, Nitsch R, Oesterreich K (1991) Predominant abnormality in cerebral glucose utilization in late-onset dementia of the Alzheimer type: a cross-sectional comparison against advanced late-onset and incifient early-onset cases. J Neural Transm (P–D Sect) 3:1–14

Hoyer S, Oesterreich K, Wagner O (1988) Glucose metabolism as the site of the primary abnormality in early-onset dementia of Alzheimer type? J Neurol 235:143–148

Iwangoff P, Armbruster R, Enz A, Meier-Ruge W, Sandoz P (1980) Glycolytic enzymes from human autopic brain cortex: normally aged and demented cases. In: Roberts PJ (ed) Biochemistry of dementia. Wiley, Chichester, pp 258–262

Jahr CE, Stevens CF (1987) Glutamate activates multiple single channel conductances in hippocampal neurons. Nature 325:522–525

Jaspers K (1959) Allgemeine Psychopathologie, 7. Aufl. Springer, Berlin Göttingen Heidelberg, S 180–187

Jellinger K (1976) Neuropathological aspects of dementias resulting from abnormal blood and cerebrospinal fluid dynamics. Acta Neurol Belg 76:83–102

Johnson JW, Ascher P (1987) Glycine potentiates the NMDA response in cultured mouse brain neurons. Nature 325:529–531

Khachaturian ZS (1989) The role of calcium regulation in brain aging: reexamination of a hypothesis. Aging 1:17–34

Ksiezak-Reding H, Blass JP, Gibson GE (1982) Studies on the pyruvate dehydrogenase complex in brain with the arylamine acetyltransferase-coupled assay. J Neurochem 38:1627–1636

Lynch G, Baudry M (1984) The biochemistry of memory: a new and specific hypothesis. Science 224:1057–1063

Mann DMA, Yates PO, Marcyniuk B (1984) Alzheimer's presenile dementia, senile dementia of Alzheimer type and Down's syndrome in middle age form an age related continuum of pathological changes. Neuropathol Appl Neurobiol 10:185–207

McCabe BJ, Horn G (1988) Learning and memory: regional changes in N-methyl-D-aspartate receptors in the chick brain after imprinting. Proc Natl Acad Sci USA 85:2849–2853

Monaghan DT, Holets VR, Toy DW, Cotman CW (1983) Anatomical distributions of four pharmacologically distinct ^{3}H-L-glutamate binding sites. Nature 306:176–179

Nagarajan S, Theodore DR, Abraham J, Balasubramanian AS (1988) Free fatty acids, lipid peroxidation, and lysosomal enzymes in experimental focal cerebral ischemia in primates: Loss of lysosomal latency by lipid peroxidation. Neurochem Res 13:193–201

Novelli A, Reilly JA, Lysko PG, Henneberry RC (1988) Glutamate becomes neurotoxic via the N-methyl-D-aspartate receptor when intracellular energy levels are reduced. Brain Res 451:205–212

Olney JW, Ho OL, Rhee V (1971) Cytotoxic effects of acidic and sulphur containing amino acids on the infant mouse central nervous system. Exp Brain Res 14:61–76

Perry EK, Perry RH, Tomlinson BE, Blessed G, Gibson PH (1980) Coenzyme A acetylating enzymes in Alzheimer's disease: possible cholinergic „compartment" of pyruvate dehydrogenase. Neurosci Lett 18:105–110

Polinsky RJ, Noble H, DiChiro G, Nee LE, Feldman RG, Brown RT (1987) Dominantly inherited Alzheimer's disease: cerebral glucose metabolism. J Neurol Neurosurg Psychiatry 50:752–757

Procter AW, Palmer AM, Francis PT et al. (1988) Evidence of glutamatergic denervation and possible abnormal metabolism in Alzheimer's disease. J Neurochem 50:790–802

Roth M (1986) The association of clinical and neurological findings and its bearing on the classification and aetiology of Alzheimer's disease. Br Med Bull 42:42–50

Rothman S (1984) Synaptic release of excitatory amino acid neurotransmitter mediates anoxic neuronal death. J Neurosci 4:1884–1891

Rothman SM, Olney JW (1986) Glutamate and the pathophysiology of hypoxic-ischemic brain damage. Ann Neurol 19:105–111

Sacks W (1965) Cerebral metabolism of doubly labeled glucose in human in vivo. J Appl Physiol 20:117–130

Sahai S, Buselmaier W, Brussmann A (1985) 2-Amino-4-phosphobutyric acid selectively blocks two way avoidance learning. Neurosci Lett 56:137–142

Sheu KFR, Kim YP, Blass JP, Weksler ME (1985) An immunochemical study of the pyruvate dehydrogenase deficit in Alzheimer's disease brain. Ann Neurol 17:444–449

Siesjö BK (1978) Brain energy metabolism, Chapt 1 and 6. Wiley, Chichester

Siesjö BK (1981) Cell damage in the brain: a speculative synthesis. J Cereb Blood Flow Metabol 1:155–185

Siesjö BK, Wieloch T (1985) Cerebral metabolism in ischemia: neurochemical basis for therapy. Br J Anaesthesiol 57:47–62

Sims NR, Bowen DM, Neary D, Davison AN (1983) Metabolic processes in Alzheimer's disease: adenine nucleotide content and production of $^{14}CO_2$ from $(U^{14}\text{-}C)$ glucose in vitro in human neocortex. J Neurochem 41:1329–1334

Sims NR, Blass JP, Murphy C, Bowen DM, Neary D (1987a) Phosphofructokinase activity in the brain in Alzheimer's disease. Ann Neurol 21:509–510

Sims NR, Finegan JM, Blass JP, Bowen DM, Neary D (1987b) Mitochondrial function in brain tissue in primary degenerative dementia. Brain Res 436:30–38

Sorbi S, Bird ED, Blass JP (1983) Decreased pyruvate dehydrogenase complex activity in Huntington and Alzheimer brain. Ann Neurol 13:72–78

Spencer DG, Lal H (1983) Effects of anticholinergic drugs on learning and memory. Drug Dev Res 3:489–502

Strange PG (1988) The structure and mechanism of neurotransmitter receptors. Implications for the structure and function of the central nervous system. Biochem J 249:309–318

Sumpter PQ, Mann DMA, Davies CA, Yates PO, Snowdon JS, Neary D (1986) An ultrastructural analysis of the effects of accumulation of neurofibrillary tangle in pyramidal neurons of the cerebral cortex in Alzheimer's disease. Neuropathol Appl Neurobiol 12:305–319

Tomlinson BE (1980) The structural and quantitative aspects of the dementias. In: Roberts PJ (ed) Biochemistry of dementia. Wiley, Chichester, pp 15–52

Tomlinson BE, Blessed G, Roth M (1970) Observations on the brains of demented old people. J Neurol Sci 11:205–242

Tucek S (1967) Subcellular distribution of acetyl CoA synthetase, ATP citrate lyase, citrate synthetase, choline acetyltransferase, fumarate hydratase, and lactate dehydrogenase in mammilan brain tissue. J Neurochem 14:531–545

Tucek S (1978) Acetylcholine synthesis in neurons. Chapman & Hall, London

Walsh T, Tilson H, de Haven D, Mailman R, Fisher A, Hanin I (1984) AF64A, a cholinergic neurotoxin, selectively depletes acetylcholine in hippocampus and cortex and produces long-term passive avoidance and radial-arm maze deficits in the rat. Brain Res 321:91–102

Wan B, la Noue KF, Cheung JY, Scaduto RC jr (1989) Regulation of citric acid cycle by calcium. J Biol Chem 264:13430–13439

Wenk GL, Grey CM, Ingram DK, Spangler EL, Olton DS (1989) Retention of maze performance inversely correlates with NMDA receptor number in hippocampus and frontal neocortex in rat. Behav Neurosci 103:688–690

Westerberg E, Deshpande JK, Wieloch T (1987) Regional differences in arachidonic acid release in rat hippocampal CA1 and CA3 regions during cerebral ischemia. J Cereb Blood Flow Metabol 7:189–192

Wong KL, Tyce GM (1983) Glucose and amino acid metabolism in rat brain during sustained hypoglycemia. Neurochem Res 8:401–415

Zanotto L, Heinemann U (1983) Aspartate and glutamate induced reactions in extracellular free calcium and sodium concentration in area CA1 of „in vitro" hippocampal slices of rats. Neurosci Lett 35:79–84

Nimodipin: Ein neuer pharmakologischer Ansatz zur Therapie primär degenerativer und Multiinfarkt-Demenz (PDD; MID)

M. de Jonge, J. M. Greuel, T. Schuurman und J. Traber

Kalziumabhängige Prozesse

Eine Reihe von physiologischen Prozessen, wie neuronale Erregbarkeit, Muskelkontraktion, Neurotransmitterfreisetzung, axonaler Transport, Enzymaktivität etc. hängen von der intrazellulären Kalziumhomöostase ab. Wird diese gestört, so kommt es zu einer Reihe von pathophysiologischen Veränderungen, die sogar den Zelltod verursachen können (Boobis et al. 1989; Orrenius et al. 1989). Aufgrund der großen Bedeutung von Kalzium bei intrazellulären Regulationsprozessen verwundert es nicht, daß Nervenzellen viele Mechanismen entwickelt haben, die die intrazelluläre Kalziumkonzentration regulieren (Gibson u. Peterson 1987; Khachaturian 1989).

Kalziumhomöostase

Regulatorische Mechanismen

Kalzium ist im Extrazellulärraum etwa 10000fach höher konzentriert als intrazellulär. Wenn sich für Kalzium durchgängige Ionenkanäle in der Zellmembran öffnen, wird Kalzium immer vom Extrazellulärraum in das Innere der Zelle diffundieren. Im wesentlichen gelangt Kalzium durch spannungs- oder rezeptoroperierte Kalziumkanäle in den Intrazellulärraum, z.T. auch durch einen Austauschmechanismus mit Natrium. Durch spezielle Ionenpumpen oder durch eine kalziumabhängige ATPase kann Kalzium wieder in den Extrazellulärraum abgegeben werden. In der Zelle selbst wird die freie Kalziumkonzentration durch intrazelluläre Organellen, wie das endoplasmatische Retikulum und die Mitochondrien, aber auch durch kalziumbindende Proteine und „Kalziosomen" kontrolliert (Carafoli 1987).

Der Alterungsprozeß

Es gibt inzwischen eine Reihe von Hinweisen, daß der Alterungsprozeß mit einer (chronischen) Störung der Kalziumhomöostase einhergeht (Gibson u. Peterson 1987; Khachaturian 1989). So konnte Landfield (1988) zeigen, daß es in hippocampalen Pyramidenzellen von alten Ratten zu einem verstärkten Kalziumeinstrom kommt. Dieser erhöhte Kalziumeinstrom kann die intrazelluläre Kalzium-

Hirnleistungsstörungen im Alter
Hrsg.: Hans-Jürgen Möller

homöostase erheblich stören, da die dann entstehende Kalziumkonzentration nicht mehr durch die kalziumspeichernden Organellen gepuffert werden kann. Es liegt daher nahe, den Kalziumeinstrom zu reduzieren. Der erhöhte Kalziumeinstrom konnte mit Nimodipin, einem Kalziumantagonisten, in der Tat reduziert werden (Landfield 1989).

Nimodipin und spannungsabhängige Kalziumkanäle

Bisher sind drei spannungsabhängige Kalziumkanäle bekannt, die sog. L-, N- und T-Kanäle. Sie unterscheiden sich in ihrer Kinetik, Leitfähigkeit und Pharma-

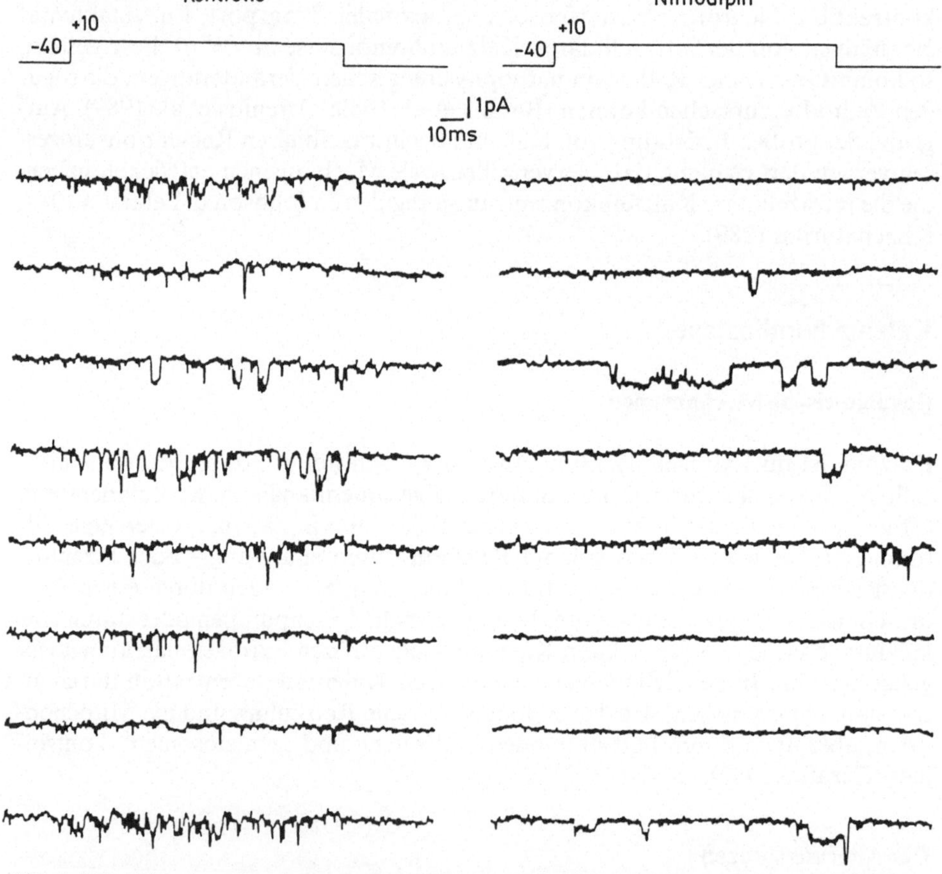

Abb. 1. Mit Hilfe der „Patch-clamp"-Technik ist es möglich, den Ionenstrom durch einzelne Ionenkanäle direkt zu messen. In diesem Experiment wurde das Membranpotential einer Hinterwurzelganglienzelle von −40 mV auf +10 mV depolarisiert, um den Ionenstrom durch L-Kanäle zu messen. Unter Kontrollbedingungen (*linke Spalte*) sind Ionenströme durch Einzelkanäle als negative Auslenkungen zu erkennen. Wenn in die die Zelle umspülende Lösung Nimodipin (50 nmol/l) hinzugefügt wird (*rechte Spalte*), bleibt die Amplitude des Ionenstroms unverändert. Die Öffnungsfrequenz des Kanals ist jedoch deutlich reduziert. (Nach McCarthy 1989)

kologie. Nimodipin, ein 1,4-Dihydropyridin, bindet an eine spezifische Bindungsstelle am L-Kanal. Durch diese Bindung wird der L-Kanal so verändert, daß seine Öffnungswahrscheinlichkeit stark reduziert ist und damit der Kalziumeinstrom abnimmt (McCarthy 1989) (Abb. 1).

Da Nimodipin lipophil ist, kann es die Blut-Hirn-Schranke relativ leicht passieren (van den Kerckhoff u. Drewes 1989). Die Bindungsstellen für Nimodipin im Gehirn sind vor allem im Hippocampus und Kortex zu finden (Bellemann et al. 1983; Skattebol u. Triggle 1987), Strukturen, von denen man annimmt, daß sie insbesondere mit Lern- und Gedächtnisfunktionen gekoppelt sind. In verschiedenen Untersuchungen zeigte sich, daß die Nimodipin-Bindungsstellen vor allem auf Neuronen und Endothelzellen lokalisiert sind (Morel u. Godfraind 1989; McCarthy 1989; Triggle et al. 1989). Nimodipin wirkt daher sowohl an Neuronen als auch direkt an Blutgefäßen.

Der Effekt von Nimodipin auf das zerebrale vaskuläre System

Zerebraler Blutfluß

Durch die Reduktion des Kalziumeinstroms in die Endothelzellen kommt es zu einer Dilatation der Blutgefäße (Morel u. Godfraind 1989), so daß der Effekt von Nimodipin letztendlich in einer Erhöhung des zerebralen Blutflusses besteht (Harper et al. 1981). Interessanterweise wirkt Nimodipin in erster Linie auf das zerebrovaskuläre System und weniger auf das peripherkardiovaskuläre, welches auch Dihydropyridin-Bindungsstellen besitzt (Kazda u. Towart 1982; Kazda et al. 1982).

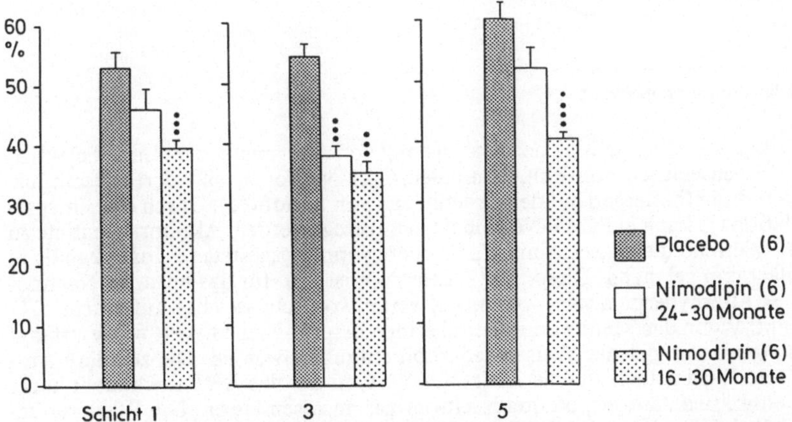

Abb. 2. Perivaskuläre Anomalien von Kapillaren aus dem frontalen Kortex von 30 Monate alten Ratten, die durch Ablagerungen von u. a. Kollagenfibrillen charakterisiert sind. Wird 16 oder 24 Monate alten Ratten für die Dauer von 6 bzw. 14 Monaten Nimodipin im Futter verabreicht (Konzentration: 860 ppm), so führt dies zu einer signifikanten Reduktion derartiger Anomalien. Die jeweiligen Ordinaten verweisen auf den Prozentsatz der Kapillaren, die perivaskuläre Anomalien zeigten; die Zahlen unter den Abszissen bezeichnen die kortikale Schicht. (Nach Luiten et al. 1989)

Altersabhängige Anomalien an den Kapillargefäßen

Verschiedene Arten von ultrastrukturellen Änderungen in der mikrovaskulären Morphologie sind für verschiedene Hirnareale und kortikale Schichten von alten Ratten beschrieben worden. Die Langzeitbehandlung von Nimodipin führte zu einer signifikanten Reduktion perivaskulärer Anomalien in verschiedenen Hirnarealen und in den meisten kortikalen Schichten (Luiten et al. 1989; de Jong et al. 1990) (Abb. 2).

Daraus folgt, daß Nimodipin nicht nur den zerebralen Blutfluß erhöht, sondern auch einige der altersabhängigen ultrastrukturellen Anomalien von Blutgefäßen positiv beeinflußt.

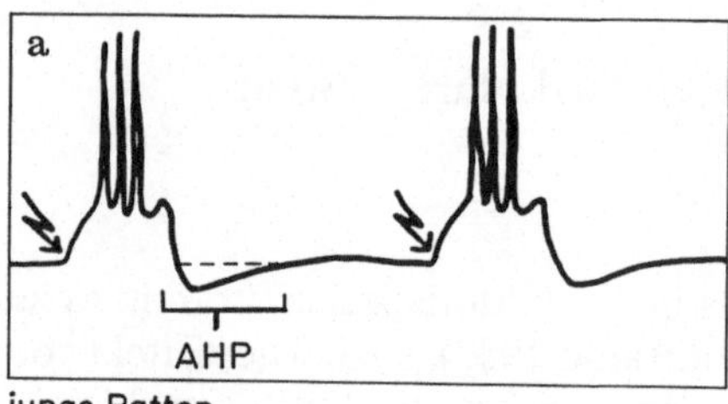

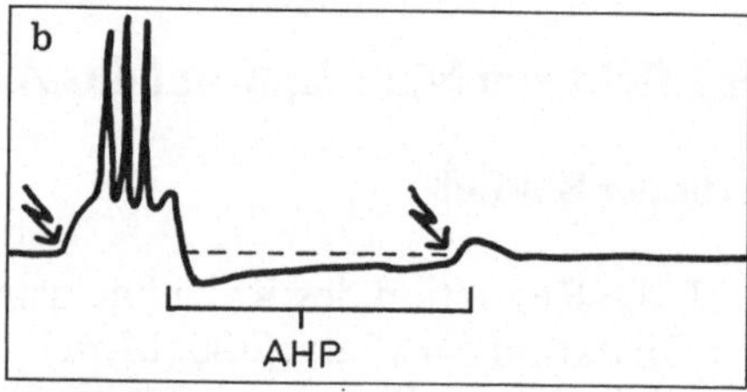

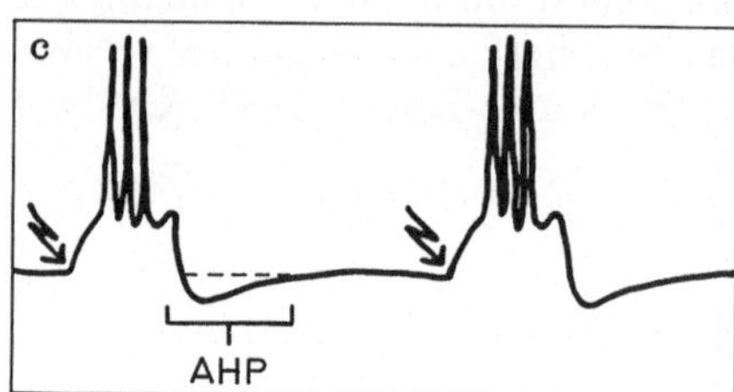

Abb. 3 a–c. Schematische Darstellung der Auswirkung von Alterungsprozessen auf elektrophysiologische Eigenschaften von hippocampalen CA1-Neuronen und deren Beeinflussung durch Nimodipin (basierend auf den Ergebnissen von Landfield). Durch eine entsprechende Stimulation ($\uparrow$) kann ein CA1-Neuron dazu angeregt werden, Aktionspotentiale zu generieren (**a**). Während dieser Zeit kann Ca^{2+} über spannungsgesteuerte Ionenkanäle in den Intrazellulärraum gelangen. Dieser Ca^{2+}-Einstrom ist u. a. für das negative Nachpotential (AHP = afterhyperpolarizing potential) verantwortlich, welches auf einem K^+-Ausstrom beruht. Wenn das Membranpotential seinen ursprünglichen Wert wiedererlangt hat, kann das Neuron in gleicher Weise wiederholt stimuliert werden. Die zelluläre Antwort ist identisch. Wird jedoch zu einer Zeit stimuliert, zu der das AHP noch nicht abgeklungen ist, werden sich Aktionspotentiale schwieriger auslösen lassen. Die Wiedererregbarkeit einer Zelle hängt damit von der Dauer des AHPs ab. Das AHP in Zellen von alten Tieren ist länger, da der Ca^{2+}-Einstrom erhöht ist. Folglich kann eine zweite Stimulation nach einem festen Zeitintervall, die in einer „jungen Zelle" eine erneute Erregung auslöst, in einer „gealterten Zelle" keine Aktivität induzieren (**b**). Durch Nimodipin wird der Ca^{2+}-Einstrom reduziert. Daher wird das AHP kürzer und das Neuron erregbarer (**c**). Auf diese Art und Weise kann Nimodipin zu einer verbesserten Funktion von „gealterten" Nervenzellen beitragen

Der Effekt von Nimodipin auf Nervenzellen

Durch die Reduktion des Kalziumeinstroms in Neurone beeinflußt Nimodipin den Informationstransfer zwischen Nervenzellen (Abb. 3).

Wenn eine Nervenzelle ausreichend depolarisiert wird, werden Aktionspotentiale ausgelöst. Nach einer Sequenz von Aktionspotentialen folgt ein negatives Nachpotential (afterhyperpolarization = AHP), das zu einem großen Teil von kalziumabhängigen Kaliumströmen hervorgerufen wird. Während des AHPs ist die Wahrscheinlichkeit, daß ein Aktionspotential generiert werden kann, wesentlich reduziert. Landfield u. Pitler (1984) konnten in ihren Untersuchungen zeigen, daß dieses AHP in Zellen von alten Ratten wesentlich länger andauert, wenn man es mit den AHPs von jungen vergleicht. Die Ursache für dieses verlängerte AHP liegt mit großer Wahrscheinlichkeit im erhöhten Kalziumeinstrom durch L-Kanäle, die Landfield in Neuronen von alten Tieren beschrieben hat (Landfield 1988, 1989). Durch dieses verlängerte AHP können die Nervenzellen nicht mehr Aktionspotentiale in hoher Frequenz generieren. Da Nimodipin den Kalziumeinstrom reduziert (Landfield 1989), wird das kalziumabhängige AHP kleiner, so daß die Nervenzellen wieder in der Lage sind, Aktionspotentiale in hoher Frequenz zu feuern. Disterhoft et al. (1989) konnten zeigen, daß auch die Spontanaktivität von Neuronen nach Nimodipinbehandlung wieder zunimmt.

Interessanterweise scheinen AHPs auch durch Lernvorgänge reduziert zu werden. Disterhoft und seine Mitarbeiter trainierten den Augenlidreflex bei Kaninchen. Sie fanden, daß die AHPs von hippocampalen Pyramidenzellen nach dieser klassischen Konditionierung signifikant verringert waren (Disterhoft et al. 1986, 1989). Möglicherweise ist die Modulation von AHPs ein neuronaler Mechanismus, der Lern- und Gedächtnisphänomenen zugrunde liegt.

Der Einfluß von Nimodipin auf das Verhalten

Lernen und Gedächtnis bei gealterten Tieren

In Verhaltensversuchen konnte gezeigt werden, daß Nimodipin sowohl das Lernverhalten als auch das Gedächtnis in alten Tieren verschiedener Spezies signifikant verbessert. Beispielsweise lernen alte Kaninchen, welche mit Nimodipin behandelt worden sind, den Augenlidreflex so schnell wie junge Tiere (Deyo et al. 1989). Mit Placebo behandelte alte Tiere lernen diesen Reflex in der klassischen Konditionierung nur sehr schlecht. Schuurman u. Traber (1989) konnten zeigen, daß alte Ratten den Ausgang eines Wasserlabyrinthes schneller und mit weniger Fehlern finden, wenn sie Nimodipin erhielten, als Tiere aus der Vergleichsgruppe, die nur mit Plazebo behandelt worden waren (Abb. 4).

Hirnläsionen

Nimodipin ist in der Lage, die Auswirkungen von Hirnläsionen zu mindern. In einem Experiment wurden in einem Y-Labyrinth Ratten trainiert. Nach einer Lä-

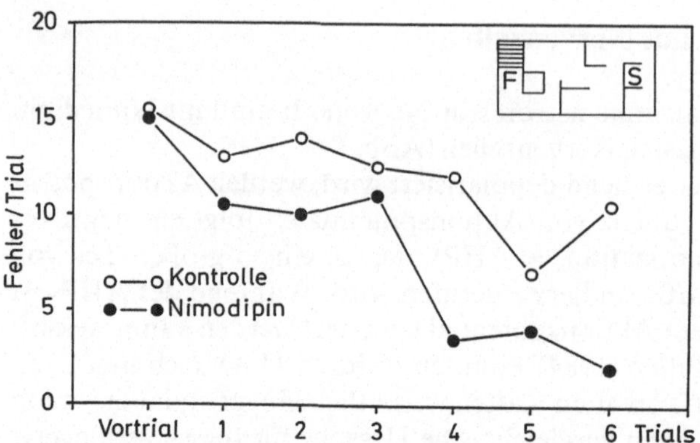

Abb. 4. Lernversuch in einem Wasserlabyrinth. In einem wassergefüllten Bassin müssen 16 Monate alte Ratten von einer Startposition *S* um Barrieren zu einem Ziel *F* schwimmen, um das Wasserlabyrinth zu verlassen. Die Anzahl der Fehler (Schwimmen in einer falschen Richtung, die das Tier vom Ausgang entfernen) kann dann für jedes Tier gezählt werden. In einem derartigen Experiment wurden nach 2 Vorversuchen 12 mit Nimodipin behandelte Ratten und 13 Kontrolltiere, die nur das Lösungsmittel für Nimodipin erhielten, täglich im Wasserlabyrinth trainiert. Nimodipin (10 mg/kg KG) wurde 6mal oral jeweils 45 min vor dem Wasserlabyrinthversuch verabreicht. Die Nimodipin-behandelten Tiere lernten signifikant schneller als die Kontrolltiere, den Ausgang aus dem Labyrinth zu finden

sion des visuellen Neokortex waren die Tiere in ihrer Fähigkeit, den richtigen Weg zu finden, wesentlich beeinträchtigt. Ratten, die Nimodipin erhalten hatten, waren jedoch in der Lage, den richtigen Weg wieder wesentlich besser zu finden, als Tiere aus der mit Placebo behandelten Kontrollgruppe (Levere et al. 1989). Möglicherweise konnte Nimodipin noch vorhandene „Gedächtnisspuren" wieder aufrufen, die das Wiedererlernen der Aufgaben förderten. In einem anderen Experiment (Finger et al. 1990) wurden Ratten in einer Skinnerbox trainiert, einen bestimmten Hebel zu drücken, um eine Futterbelohnung zu bekommen. Nachdem diese Tiere die Aufgabe gelernt hatten, wurde in einer Gruppe der Hippocampus bilateral zerstört, während die Kontrollgruppe nur scheinoperiert wurde. Später wurden diese Tiere wieder in der Skinnerbox trainiert, wobei sie jedoch nach einem Zeichen 20 s warten mußten, bevor sie auf den Hebel drücken durften, um ihre Belohnung zu bekommen. Es zeigte sich, daß die mit Nimodipin behandelten Tiere die Aufgabe genauso gut lösten wie die scheinoperierten Tiere, während die mit Placebo behandelte Gruppe die Aufgabe in diesem Test nur sehr schlecht erfüllte.

Sensomotorische Funktionen

Störungen der Lern- und Gedächtnisfunktionen sind nicht die einzigen Beeinträchtigungen, die man bei dementen Patienten oder alten Ratten findet; sensomotorische Funktionen sind ebenfalls beeinträchtigt. Alte Ratten können beispielsweise sehr schlecht die Balance auf einem Holzstab, welcher in der Luft aufgehängt ist, halten. Junge Ratten haben hingegen sehr viel weniger Probleme, auf diesem Holzstab zu balancieren. Auch das Gangmuster von alten Ratten ist qua-

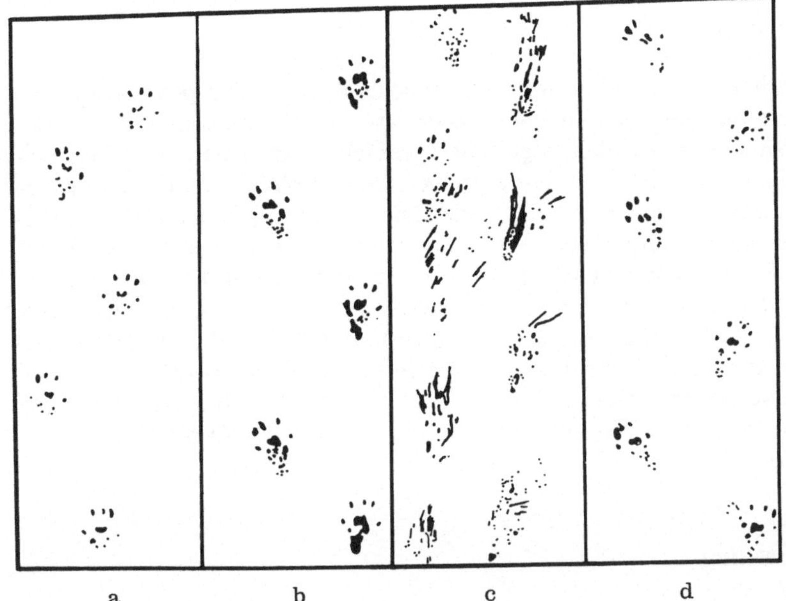

Abb. 5 a–d. Zur Analyse des Gangmusters von Ratten werden die Hinterpfoten der Versuchstiere in fotografische Entwicklerflüssigkeit getaucht. Danach gehen die Tiere durch einen schmalen Gang, dessen Boden mit einem Streifen Fotopapier bedeckt ist. Die Ratten hinterlassen dabei Fußabdrücke auf dem Papier. Junge, 3 Monate alte Ratten gehen auf den Zehen (**a**), während 24 Monate alte Ratten auch die Ferse aufsetzen (**b**). Bei 28 Monate alten Ratten ist der Gang unregelmäßig (**c**). Zwischen den einzelnen Schritten treten zusätzliche Abdrücke oder sogar Schleifspuren auf. Die Fußabdrücke von 28 Monate alten Ratten, die 4 Monate lang mit Nimodipin behandelt wurden (Beimischung im Rattenfutter; Konzentration 860 ppm), zeigen keine Schleifspuren oder zusätzliche Abdrücke (**d**). (Nach Schuurman et al. 1987)

litativ unterschiedlich zu dem von jungen Ratten. Alte Ratten ziehen häufig ihre Pfoten nach und können sie nicht vom Untergrund abheben. Oft wird die ganze Pfote – und nicht wie bei Jungtieren nur der vordere Teil – auf dem Untergrund aufgesetzt. Man kann diese sensomotorischen Funktionen dadurch gut studieren, indem man die Hinterläufe der Ratten in photographischen Entwickler taucht und die Tiere dann über einen dafür empfindlichen Film gehen läßt. In all diesen Experimenten konnte Nimodipin die sensomotorischen Funktionen signifikant verbessern (Schuurman et al. 1987; Gispen et al. 1988) (Abb. 5).

Diese Ergebnisse lassen sich z. T. durch die Effekte von Nimodipin auf die myelinisierten Nervenfasern des N. ischiadicus zurückführen. Die Anzahl und Dichte der Axone ist bei alten placebobehandelten Ratten reduziert. Werden die Tiere jedoch eine Zeitlang mit Nimodipin behandelt, so treten derartige degenerative Veränderungen nicht auf (Gispen et al. 1988). Auch die Nervenleitgeschwindigkeit nimmt bei nimodipinbehandelten Tieren nicht ab (van der Zee et al. 1990). Diese Ergebnisse zeigen, daß Nimodipin einen neuroprotektiven Effekt haben kann, oder vielleicht sogar Wachstumsprozesse fördert (Finger u. Dunnett 1989). Es konnte in der Tat gezeigt werden, daß Nimodipin den Heilungsprozeß nach einer Verletzung des N. ischiadicus beschleunigt (Gispen et al. 1988; Bär et al. 1990).

Schlußfolgerungen

Es mag verwundern, daß Nimodipin eine solche Vielzahl von physiologischen Prozessen beeinflußt. Wenn man jedoch bedenkt, wieviele intrazelluläre Regulationsmechanismen durch Kalzium gesteuert werden – wie es zu Beginn des Beitrags aufgezeigt worden ist –, so sind eine Vielzahl von physiologischen Effekten geradezu zu erwarten (Scriabine et al. 1989). Die in diesem Manuskript beschriebenen Effekte von Nimodipin (Erhöhung des zerebralen Blutflusses, positive Effekte auf das Mikrogefäßsystem, neuroprotektive Effekte auf die Nervenzellen, Verbesserung der Nervenzellfunktion, Verbesserung von Lern- und Gedächtnisfunktionen sowie sensomotorischer Funktionen) unterstützen die These, daß Nimodipin wirkt sowohl an Neuronen als auch an Blutgefäßen. Die pharmakologischen Effekte von Nimodipin beruhen daher auf mehreren Mechanismen: einer ne frühe Applikation von Nimodipin nach der Diagnose PDD oder MID sinnvoll, um ein Fortschreiten pathologischer Prozesse zu reduzieren.

Zusammenfassung

Aktuelle wissenschaftliche Untersuchungen legen nahe, daß der Alterungsprozeß des Gehirns durch einen überhöhten Kalziumeinstrom in neuronale Zellen gefördert wird. Dieser überhöhte Kalziumeinstrom führt zu einer chronischen Störung der Kalziumhomöostase. Durch den Kalziumantagonisten Nimodipin kann der erhöhte Kalziumeinstrom und damit die Störung der Kalziumhomöostase reduziert werden. Nimodipin bindet im Gehirn vor allem an Strukturen, von denen man annimmt, daß sie mit Lern- und Gedächtnisfunktionen gekoppelt sind. Nimodipin wirkt sowohl an Neuronene als auch an Blutgefäßen. Die pharmakologischen Effekte von Nimodipin beruhen daher auf mehreren Mechanismen: einer Erhöhung des zerebralen Blutflusses, einer positiven Beeinflussung von altersabhängigen ultrastrukturellen Anomalien des Mikrogefäßsystems, auf neuroprotektiven Effekten sowie einer Verbesserung der Nervenzellfunktion. Diese pharmakologischen Wirkungen spielen wahrscheinlich eine wesentliche Rolle bei der Verbesserung von Lern- und Gedächtnisprozessen sowie der Verbesserung sensomotorischer Funktionen. Das Wirkprofil von Nimodipin unterstützt die These, daß Nimodipin einen positiven Einfluß auf den Verlauf von primär degenerativer Demenz und Multiinfarkt-Demenz ausübt. Therapeutisch sollte Nimodipin möglichst frühzeitig eingesetzt werden, um ein Fortschreiten pathologischer Prozesse zu reduzieren.

Literatur

Bellemann P, Schade A, Towart R (1983) Dihydropyridine receptor in rat brain labelled with [^{3}H]-nimodipine. Proc Natl Acad Sci USA 80:2356

Boobis AL, Fawthrop J, Davies DS (1989) Mechanisms of cell death. Trends Pharmacol Sci 10:275–280

Bär PR, Traber J, Schuurman T, Gispen WH (1990) CNS and PNS effects of nimodipine. J Neural Trans (Suppl 31) in press

Carafoli E (1987) Intracellular calcium homeostasis. Ann Rev Biochem 56:395–433

De Jong GI, de Weerd H, Schuurman T, Traber J, Luiten PGM (1990) Microvascular changes in aged rat forebrain. Effects of chronic nimodipine treatment. Neurobiol Aging 11:1–9

Deyo RA, Straube KT, Disterhoft JF (1989) Nimodipine facilitates associative learning in aging rabbits. Science 243:809–811

Disterhoft JF, Coulter DA, Alkon DL (1986) Conditioning-specific membrane changes of rabbit hippocampal neurons measured in vitro. Proc Natl Acad Sci USA 83:2733–2737

Disterhoft JF, Black J, Deyo RA, de Jonge M, Straube KT, Thompson LT (1989) Associative learning in aging rabbits is fascilitated by nimodipine. In: Traber J, Gispen WH (eds) Nimodipine and central nervous system function: new vistas. Schattauer, Stuttgart, pp 209–223

Finger S, Dunnett SB (1989) Nimodipine enhances growth and vascularization of neural-grafts. Exp Neurol 104:1–9

Finger S, Green L, Tarnoff ME, Mortman KD, Andersen A (1990) Nimodipine enhances new learning after hippocampal damage. Abstract presented at the Preclinical Studies with Nimodipine Workshop, Scottsdale, Arizona (in preparation)

Gibson GE, Peterson C (1987) Calcium and the aging nervous system. Neurobiol Aging 8:329–343

Gispen WH, Schuurman T, Traber J (1988) Nimodipine and neural plasticity in the peripheral nervous system of adult and aged rats. In: Morad M, Nayler W, Kazda S, Schramm M (eds) The calcium channel: structure, function and implications. Springer, Berlin Heidelberg New York Tokyo, pp 491–502

Harper AM, Craigen L, Kazda S (1981) Effect of the calcium antagonist, nimodipine, on cerebral blood flow and metabolism in the primate. J Cereb Blood Flow Metab 1:349–356

Kazda S, Towart R (1982) Nimodipine, a new calcium antagonistic drug with a preferential cerebrovascular action. Acta Neurochir 63:259–265

Kazda S, Garthoff B, Krause HP, Schlossmann K (1982) Cerebrovascular effects of the calcium antagonistic dihydropyridine derivative, nimodipine, in animal experiments. Arzneimittelforschung 32(I):331–338

Khachaturian ZS (1989) The role of calcium regulation in brain aging: reexamination of a hypothesis. Aging 1:17–34

Landfield PW (1988) Increased calcium currents in rat hippocampal neurons during aging. In: Morad M, Nayler W, Kazda S, Schramm M (eds) The calcium channel: structure, function and implications. Springer, Berlin Heidelberg New York Tokyo, pp 465–477

Landfield PW (1989) Nimodipine modulation of aging-related increases in hippocampal calcium currents. In: Traber J, Gispen WH (eds) Nimodipine and central nervous system function: New vistas. Schattauer, Stuttgart, pp 227–238

Landfield PW, Pitler TA (1984) Prolonged Ca^{2+} dependent afterhyperpolarizations in hippocampal neurons of aged rats. Science 226:1089–1092

Levere TE, Brugler T, Sandin M, Gray-Silva S (1989) Recovery of function after brain damage: Facilitation by the calcium entry blocker nimodipine. Behav Neurosci 103:561–565

Luiten PGM, de Jong GI, Mulder AB, Horvath E, Schuurman T, Traber J (1989) Ultrastructural changes in microvasculature morphology in the senescent rat brain: effects of long-term treatment with the calcium antagonist nimodipine. In: Traber J, Gispen WH (eds) Nimodipine and central nervous system function: new vistas. Schattauer, Stuttgart, pp 239–256

McCarthy RT (1989) Nimodipine block of L-type calcium channels in dorsal root ganglion cells. In: Traber J, Gispen WH (eds) Nimodipine and central nervous system function: new vistas. Schattauer, Stuttgart, pp 35–49

Morel N, Godfraind T (1989) Pharmacological properties of voltage-dependent calcium channels in functional microvessels isolated from rat brain. Naunyn Schmiedebergs Arch Pharmacol 340:442–451

Orrenius S, McConkey DJ, Bellomo G, Nicotera P (1989) Role of Ca^{2+} in toxic cell killing. Trends Pharmacol Sci 10:281–285

Schuurman T, Traber J (1989) Old rats as an animal model for senile dementia: behavioural effects of nimodipine. In: Bergener M, Reisberg B (eds) Diagnosis and treatment of senile dementia. Springer, Berlin Heidelberg New York Tokyo, pp 295–307

Schuurman T, Klein H, Beneke M, Traber J (1987) Nimodipine and motor deficits in the aged rat. Neurosci Res Com 1:9–16

Scriabine A, Schuurman T, Traber J (1989) Pharmacological basis for the use of nimodipine in central nervous system disorders. FASEB J 3:1799–1806

Skattebol A, Triggle DJ (1987) Regional distribution of calcium channel ligand (1,4-dihydropyridine) binding sites and $^{45}Ca^{2+}$ uptake process in rat brain. Biochem Pharmacol 36:4163–4166

Triggle DJ, Ferrante J, Kwon Y-W, Skattebol A, Hawthorn M, Langs DA, Bangalore R (1989) 1,4-Dihydropyridine-sensitive neuronal Ca^{2+} channels: pharmacology and regulation. In: Traber J, Gispen WH (eds) Nimodipine and central nervous system function: new vistas. Schattauer, Stuttgart, pp 3–16

Tsien RW, Lipscombe D, Madison DV, Bley KR, Fox AP (1988) Multiple types of neuronal calcium channels and their selective modulation. Trends Neurosci 11(10):431–438

Van den Kerckhoff W, Drewes LR (1989) Transfer of nimodipine and another calcium antagonist accross the blood-brain barrier and their regional distribution in vivo. In: Bergener M, Reisberg B (eds) Diagnosis and treatment of senile dementia. Springer, Berlin Heidelberg New York Tokyo, pp 308–321

Van der Zee CEEM, Schuurman T, Gerritsen van der Hoop R, Traber J, Gispen WH (1990) Beneficial effect of nimodipine on peripheral nerve function in aged rats. Neurobiol Aging (in press)

Die Rolle der Nootropika in der medikamentösen Therapie dementieller Erkrankungen

H.-J. Möller

Dementielle Erkrankungen, in einer traditionellen, bei uns immer noch gebräuchlichen Terminologie auch als diffuse chronische hirnorganische Psychosyndrome benannt, sind das klinische Äquivalent chronischer zerebraler Veränderungen durch verschiedenste Erkrankungen oder Schädigungen. Im Vordergrund des klinischen Bildes stehen kognitive Leistungseinbußen, insbesondere Gedächtnisstörungen, Störungen der Denkleistungen und zunehmender Intelligenzabbau. Durch weitere zusätzliche Symptome, z. B. im Stimmungs- und Antriebsverhalten, entsteht das individuell unterschiedlich zusammengesetzte und ausgeprägte Bild der Demenz.

Der Arzt muß versuchen, durch eine genaue Anamnese und Diagnostik mögliche ursächliche Faktoren zu erkennen und zu behandeln. Eine sorgfältige differentialdiagnostische Abgrenzung durch klinische Untersuchung, apparative Techniken und laborchemisches Screening ist insbesondere erforderlich, um solche Demenzformen abzugrenzen, bei denen eine kausale Therapie im engeren Sinne des Wortes möglich ist. Als Beispiel solcher „behandelbaren" Demenzen sei hier die Vitamin-B_{12}-Mangel-Demenz genannt, bei der durch Vitamin-B_{12}-Substitution die Symptomatik, sofern die Erkrankung noch nicht zu weit fortgeschritten ist, weitgehend reversibel ist und zumindest die Progredienz der Erkrankung aufgehalten werden kann. Es gibt eine Reihe von solchen „behandelbaren Demenzen", die eine kausale medikamentöse Therapie ermöglichen bzw. sonstige kausale Therapieansätze veranlassen (Tabelle 1).

Neben dieser vergleichbar kleinen Gruppe von behandelbaren Demenzen, die man in der Größenordnung von 10% schätzt, steht die große Gruppe der dementiellen Erkrankungen, für die eine kausale Therapie im engeren Sinne des Wortes bis heute nicht existiert, bei denen allenfalls in bestimmte pathogenetisch relevante Mechanismen therapeutisch eingegriffen und damit eine partielle Besserung erreicht werden kann. Die häufigsten Formen sind die senile Demenz vom Alzheimer-Typ und die Multiinfarktdemenz.

Insbesondere bei der Therapie der Multiinfarktdemenz steht die internistische Basistherapie sowie die Verbesserung der zerebralen Durchblutung im Vordergrund. Für beide Demenzformen wurde die Förderung des zerebralen Energiestoffwechsels durch entsprechende medikamentöse Maßnahmen oder Eingriffe in demenzrelevante Transmittersysteme als wichtigster Ansatz empfohlen. Gegebenenfalls ist zusätzlich eine syndromatisch orientierte Behandlung mit Psychopharmaka, z. B. Antidepressiva bei depressiv gefärbten organischen Psychosyndromen, Neuroleptika bei paranoid gefärbten organischen Psychosyndromen, erforderlich.

Hirnleistungsstörungen im Alter
Hrsg.: Hans-Jürgen Möller
© Springer-Verlag Berlin Heidelberg 1991

Tabelle 1. Ursachen exogener Psychosen. (Nach Lauter 1980)

1. Störungen der Hirndurchblutung:	Zerebrovaskuläre Erkrankungen, Multiinfarktdemenz
2. „Primär degenerative" kortikale Erkrankungen mit Gewebsveränderungen:	Senile und präsenile Demenz (Morbus Alzheimer) vom Alzheimer-Typ
3. Subkortikale Dystrophie:	Präsenile argyrophile subkortikale Dystrophie (Seitelberger), progressive nuclear palsy (Steele)
4. Systematrophien:	Picksche Krankheit, M. Parkinson, Chorea Huntington u.a.
5. Hirntraumen:	Hirnkontusion, subdurales Hämatom
6. Infektionen:	Enzephalitis, progressive Paralyse, Creutzfeld-Jakobsche-Krankheit u. a.
7. Intoxikationen:	Alkohol, Medikamente, CO, Schwermetalle, organische Lösungsmittel
8. Störung der Liquorzirkulation:	Kommunizierender Hydrozephalus
9. Intrakraniale Neoplasmen:	Hirntumoren, Schädelbasistumoren
10. Extrazerebrale Tumoren:	Karzinomatöse Meningitis, paraneoplastisches Syndrom
11. Vitaminmangelzustände:	Vitamin-B_{12}-Mangel (Perniziosa), Nikotinsäuremangel (Pellagra), Folsäuremangel, Vitamin-B_1-Mangel
12. Metabolische/endokrinologische Enzephalopathien:	Eiweißmangel, Hypoglykämie, Leberinsuffizienz, Niereninsuffizienz, Hyperlipidämie, M. Addison, Schilddrüsenerkrankungen, Hypo- und Hyperparathyreoidismus

Von der theoretischen Konzeption am plausibelsten erschien der gerade in den letzten Jahren intensiver beachtete Ansatz, durch cholinerge Substanzen eine pharmakologische Kompensation des nachgewiesenen cholinergen Defizits bei seniler Demenz vom Alzheimer-Typ (auch bei Spätformen der Multiinfarktdemenz!) zu erreichen. Verschiedene Strategien wurden angewandt: Gabe von Präkursoren (z. B. Cholin, Lezithin), Hemmung des Abbaus von Azetylcholin (z. B. durch Physostigmin), Gabe von Agonisten des Muskarinrezeptors (z. B. Arecolin). Akutversuche an gesunden Probanden, die zeigten, daß Eingriffe in das Cholinsystem eindeutige Änderungen der kognitiven Fertigkeiten nach sich zogen, stimmten hoffnungsvoll. Die bisherigen klinischen Studien an Patienten mit seniler Demenz sind aber in ihrem Ergebnis uneinheitlich und ließen insgesamt allenfalls eine begrenzte Wirksamkeit erkennen (vgl. Literaturübersicht von Kurz et al. 1986). Wenn die Ergebnisse auch bisher nicht den Einsatz derartiger Cholinergika im klinischen Alltag zu rechtfertigen scheinen, besteht doch weiterhin noch eine gewisse Hoffnung in dieser Richtung. Voraussetzung für eine klinische Anwendung dieser Substanzen wäre allerdings die Entwicklung von Substanzen mit längerer Halbwertszeit und geringeren unerwünschten Begleitwirkungen.

Andere Eingriffe am Transmittersystem beziehen sich vorwiegend auf das dopaminerge System. Gründe hierfür sind weniger die Hinweise für biochemische Veränderungen des Dopaminsystems bei senilen Demenzen als die Beobachtung von Morbus-Parkinson-ähnlichen Bildern bei diesen Patienten sowie die häufige

Verbindung von für Alzheimer-Demenz typischen histologischen Befunden in Autopsieberichten von an Morbus Parkinson erkrankten Patienten. Es wurden Studien mit L-Dopa, Bromocriptin und Amantidin durchgeführt. Die Ergebnisse sind widersprüchlich und insgesamt bisher nicht ermutigend. Das gilt noch stärker für Eingriffe im noradrenergen oder serotonergen System (Zimmer u. Lauter 1986; Gottfries 1989).

Auch eine Reihe anderer Ansätze sind bisher noch nicht endgültig abschätzbar. So haben z. B. die zahlreichen tierexperimentellen Hinweise auf den fördernden Einfluß der Neuropeptide ACTH und Vasopressin auf das Lernverhalten mehrere Untersuchungen an Probanden sowie auch einige klinische Studien angeregt. Insgesamt scheint auch hier der Optimismus eher durch die klinischen Resultate an Patienten mit senilen Demenzen erheblich reduziert worden zu sein (Zimmer u. Lauter 1986; Gottfries 1989). Derzeit in aktueller Erprobung befinden sich Ganglioside und das Phosphatidylserin, Substanzen, die wegen des Einflusses auf die Stabilität neuronaler Membrane von Interesse scheinen (Gottfries 1989).

Somit ist derzeit für die Behandlung dementieller Erkrankungen, soweit es sich nicht um „behandelbare Demenzen" im obigen Sinne handelt, im wesentlichen die Gruppe der sog. Nootropika zu berücksichtigen. Unter Nootropika werden zentralnervös wirkende Arzneimittel verstanden, die höhere integrative Hirnfunktionen, wie Gedächtnis, Lern-, Auffassungs-, Denk- und Konzentrationsfähigkeit, verbessern sollen, für die jedoch ein spezifischer, einheitlicher Wirkungsmechanismus nicht bekannt ist (Coper u. Kanowski 1983). Sie gehören pharmakologisch unterschiedlichen Stoffgruppen an und haben unterschiedliche chemische Strukturen (Abb. 1). Der Wirkungsweise von Nootropika liegt allgemein die Auffassung (Kanowski 1986) zugrunde, daß sie noch funktionsfähige Neuronenverbände zu optimaler Leistung stimulieren können (Stabilisierung der adaptativen Kapazität) oder gegen pathologische Einflüsse (z. B. Störungen des energetischen oder Transmittermetabolismus) zu schützen vermögen (protektive Kapazität).

Obwohl die Wirkungsstärke der bisher verfügbaren Nootropika insgesamt unbefriedigend ist (Placebo-Verum-Differenzen bisher verfügbarer Nootropika allenfalls in der Größenordnung von bis zu 20%) und die Wirksamkeit einer Reihe auf dem Markt befindlicher Substanzen bisher nicht ausreichend gesichert ist, darf dies nicht zum therapeutischen Pessimismus des Arztes führen und erst recht nicht zu einer Ausschließung dieser Substanzen vom medizinischen Versorgungsangebot durch kassenrechtliche Maßnahmen. Bei der Abwägung von Kosten- und Nutzenaspekten von Nootropika rechtfertigen die ungünstige Prognose der dementiellen Erkrankungen und die mit ihnen verbundenen schweren Belastungen für den Patienten und seine Familie eindeutig den Einsatz von Nootropika, sofern ausreichende Evidenzen für eine Wirksamkeit der jeweils verwendeten Substanz vorliegen.

In diesem Zusammenhang muß bedacht werden, daß viele der bisher verfügbaren Nootropika in einer Zeit entwickelt und klinisch geprüft worden sind, als die methodologischen Kenntnisse im Bereich der Gerontopsychiatrie noch unzureichend entwickelt waren, so daß auch die unzureichende Methodologie ggf. als Grund dafür anzusehen ist, daß der Wirksamkeitsnachweis verschiedener Sub-

Chemische Struktur	Generic	Handelsname
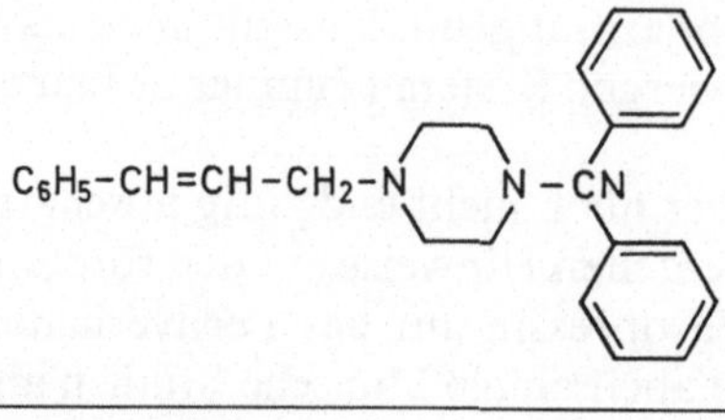 C6H5–CH=CH–CH2–N N–CH	Cinnarizin	Stutgeron
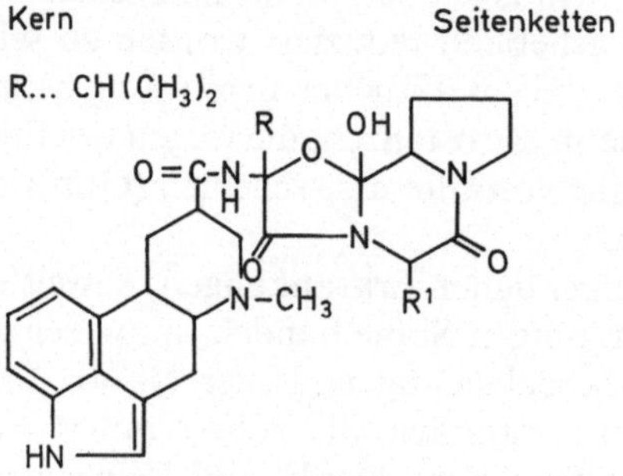 Kern Seitenketten R... CH(CH3)2 R OH O=C–N H O N N O O N–CH3 R1 HN	Codergocrin-mesilate	Hydergin
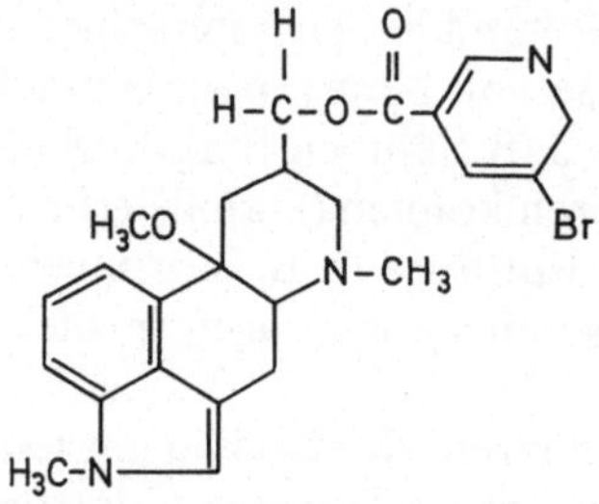 H O H–C–O–C N Br H3CO N–CH3 H3C–N	Nicergolin	Sermion
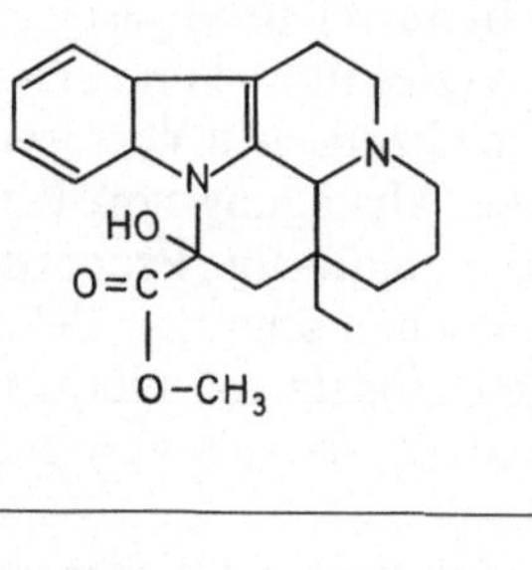 N N HO O=C O–CH3	Vincamin	Cetal
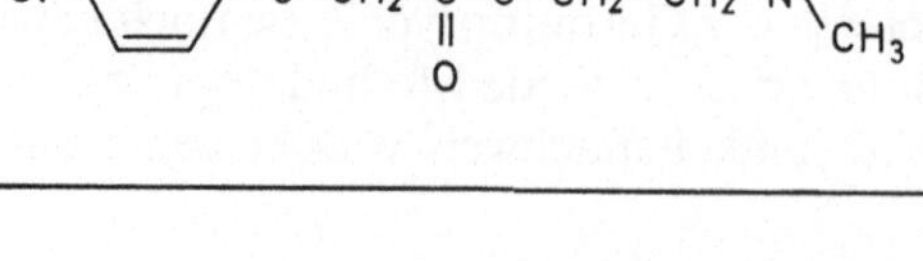 Cl O–CH2–C–O–CH2–CH2–N O CH3 CH3	Meclofenoxat	Helfergin

Chemische Struktur	Generic	Handelsname
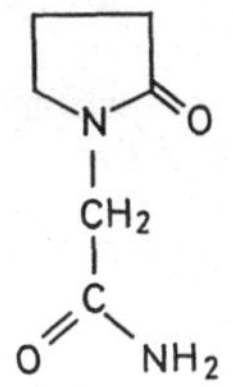 (Strukturformel Piracetam)	Piracetam	Nootrop Normabrain
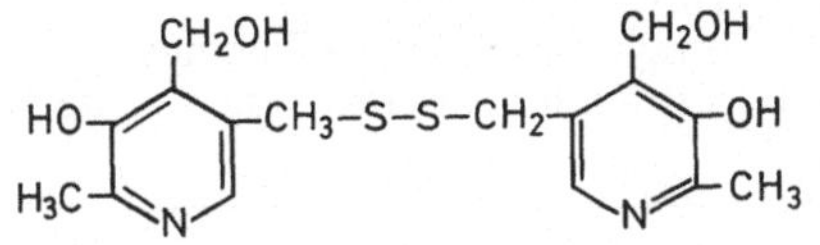 (Strukturformel Pyritinol)	Pyritinol	Encephabol

Seitenketten bei den Codergocrinmesilaten

bei allen 4 Mesilaten $R = -CH(CH_3)_2$
bei a) $R' = -CH(CH_3)_2$

bei b) $R' = -CH_2-$ (Cyclohexyl)

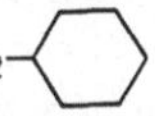

bei c) d) $R' = -CH_2-CH(CH_3)_2$

a) Dihydroergocornin (33 %)
b) Dihydroergocristin (33 %)
c) α-Dihydroergocriptin (22 %)
d) β-Dihydroergocriptin (11 %)

Abb. 1. Strukturformeln verschiedener Nootropika. (Nach Möller et al. 1989)

stanzen unbefriedigend verlaufen ist und dadurch insgesamt die Gruppe der Nootropika mit einer gewissen Skepsis bedacht wurde. In den letzten Jahren haben sich verschiedene Kommissionen auf nationaler und internationaler Ebene damit beschäftigt, einen optimalen Stand der Methodologie von Nootropika-Prüfungen zu etablieren (Tabelle 2; s. Möller 1990) und, wie noch gezeigt wird, gelingt es offensichtlich auf der Basis einer solchen soliden Methodik, eindrucksvollere Beweise für die Wirksamkeit von Nootropika zu liefern. Das führt zu der Forderung, daß neben der methodisch exakten Prüfung von neuen Substanzen auch die älteren, bisher auf dem Markt verfügbaren Präparate einer solchen Revaluation unterzogen werden.

Eindrucksvoll unter diesem Aspekt ist insbesondere die Vergleichsstudie zwischen dem neuen Kalziumantagonisten Nimodipin mit Placebo und mit Hydergin als einer Art Standardpräparat (Kanowski et al. 1989; vgl. auch den Beitrag von Kanowski in diesem Band, S. 71). Diese Studie beachtete sehr sorgfältig die oben erwähnten methodischen Gesichtspunkte und zeigte an einer hohen Fallzahl von Patienten mit leichten und mittelschweren Demenzen (Multiinfarktdemenz, senile Demenz vom Alzheimer-Typ) eine hochsignifikante Überlegenheit

Tabelle 2. Einige von der Consensus-Konferenz (München 1989) vorgeschlagene Richtlinien zur klinischen Wirksamkeitsprüfung. (Nach Möller 1991)

1.	Demenzpatienten als Zielpopulation für Nootropikaprüfung (standardisierte Demenzdiagnostik)
2.	Placebokontrolliertes Kontrollgruppendesign (Cross-over-Design problematisch)
3.	Therapiedauer wenigstens 3 Monate (längere Studiendauer, z.B. bis zu 12 Monaten, wünschenswert)
4.	Kalkulation der notwendigen Stichprobengröße vor Studienbeginn (Festlegung der Haupteffizienzkriterien und der biometrischen Auswertungsverfahren)
5.	Feste Dosierung des Prüfpräparates
6.	Möglichst geringe Co-Medikation
7.	Standardisierte Therapieerfolgsmessung (Rater-Training!)
8.	Neben Globalbeurteilung multimethodale/mehrdimensionale Diagnostik (psychopathologische Symptomebene, testpsychologische Ebene, Ebene der sozialen Adaptation)

zu Placebo, gleichzeitig aber auch eine statistisch signifikante Überlegenheit zu Hydergin. Besonders bemerkenswert ist, daß sich dieser Wirksamkeitsnachweis sowohl auf der Ebene der psychopathologischen Befunderhebung (SCAG) wie auch auf der psychometrischen Ebene (SKT) sowie auf der Ebene der Beobachtung durch das Pflegepersonal, also hinsichtlich des Alltagsverhaltens, zeigte. Gerade die Koinzidenz dieser drei Beobachtungsebenen und die erreichten Placebo-Verum-Differenzen, wie natürlich auch die Überlegenheit gegenüber dem „Standardpräparat", sind eindeutige Beweise für die vergleichsweise hohe Wirksamkeit dieses neuen Kalziumantagonisten. Erwähnt sei in diesem Zusammenhang aber auch eine Studie zu der „Altsubstanz" Xantinolnikotinat, die ebenfalls unter Berücksichtigung modernster Methodologie an einer Stichprobe von Patienten mit leichter und seniler Demenz durchgeführt wurde (Kanowski et al. 1990). Dabei zeigte sich eine eindeutige Überlegenheit der Verumgruppe auf der psychopathologischen und psychometrischen Ebene, die sich lediglich bei der Beurteilung durch das Pflegepersonal nicht darstellte. Allerdings ist auch gerade die Beurteilung durch das Pflegepersonal ein besonders problematischer Punkt, da wegen der z.B. schichtbedingten Fluktuation des Personals notwendigerweise die Reliabilität der Beurteilungen eingeschränkt ist, und damit eine hohe Fehlervarianz die evtl. durchaus vorhandenen Placebo-Verum-Effekte verwischt. Interessant ist an dieser Studie, bei der die Patienten jeweils nach der Diagnose einer senilen Demenz vom Alzheimer-Typ oder einer Multiinfarktdemenz getrennt randomisiert der Placebo- bzw. Verumgruppe zugeteilt wurden, daß sich kein Unterschied dieser beiden Erkrankungsgruppen hinsichtlich des Behandlungsresultates zeigte. Das ist möglicherweise damit zu erklären, daß die Substanz neben durchblutungsfördernden Eigenschaften auch, wie neuere pharmakologische Studien zeigten, hirnstoffwechselrelevante Wirkmechanismen aufweist.

Die bisher verfügbaren Nootropika kann man nach der Art des hypothetischen Wirkungsmechanismus einteilen in primäre Vasodilatanzien, Vasodilatanzien mit zusätzlichem metabolischen Wirkungsspektrum und primäre metabolische Verstärker (Zimmer u. Lauter 1986; s. Tabelle 3). Die Anwendung von Vasodilatanzien erfolgte in der Vergangenheit vorwiegend unter der Vorstellung,

Tabelle 3. Übersicht der bekannten primären Vasodilatanzien ohne bzw. mit zentralen Stoffwechseleffekten sowie der primären Stoffwechselaktivatoren (sog. Neurotropika). (Modifiziert nach Zimmer u. Lauter 1986)

Arzneistoff	Stoffklassenzugehörigkeit	Vaskuläre Effekte	Verschiedene periphere Effekte	Zentrale Effekte	Klinische Wirksamkeit
1. Vasodilatanzien					
Isoxsuprin	Phenylethylaminderivat von Epinephrin	α-adreno-Rezeptorblockierende Wirkung an Gefäßen; Effekt auf Hirndurchblutung sehr unsicher	In hohen Dosen angeblich Verminderung der Blutviskosität und Plättchenaggregation (?)	–	In 3 DB-Studien bisher kein klinischer Nutzen nachgewiesen (Yesavage et al. 1979)
Nylidrin	Phenylethylaminderivat von Epinephrin	β-adreno-Rezeptorblockierende Wirkung an Gefäßen; Effekt auf Hirndurchblutung kaum untersucht	–	–	Kontrollierte Studien fehlen
Benzyklan	–	Papaverinähnliche geringe Ca-antagonistische Wirkung auf Muskulatur; Wirkung auf Hirndurchblutung widersprüchlich beurteilt	Geringe Verbesserung der Blutfließeigenschaften	Fraglich	Fraglich
Zinnarizin/ Flunarizin	Piperazin bzw. Piperazinderivat	Geringer Einfluß auf normal tonisierte Gefäße, aber Antagonisierung der gefäßaktiven Wirkungen von Angiotensin, Serotonin usw. durch Ca-Antagonismus	Histaminrezeptorblockade, Verbesserung der Blutfließeigenschaften	Flunarizin: evtl. antianoxische Wirkungen über membranstabilisierende Effekte in ischämischen Regionen	Bisher positive Effekte bei vaskulär bed. Schwindel, Tinnitus und organischem Psychosyndrom beschrieben

Tabelle 3. (Fortsetzung)

Arzneistoff	Stoffklas-senzuge-hörigkeit	Vaskuläre Effekte	Verschie-dene peri-phere Effekte	Zentrale Effekte	Klinische Wirksamkeit
2. Vasodilatanzien mit zentralen Stoffwechseleffekten					
Papaverin	Opiumalkaloid ohne morphin-ähnliche Eigen-schaften	Unspezifische re-laxierende Wir-kung am glatten Muskel; Stei-gerung der Hirn-durchblutung; in hohen Dosen ar-teriovenöses Shuntphänomen	–	Einzelberichte über Hemmung der Phosphodiesterase sowie Blockade der Dopaminre-zeptoren	Der Substanz wird eher historischer Wert als klinischer Nutzen zugeschrie-ben (Fisman 1981); in 5 klinischen Ver-gleichsstudien (DB) Dihydroergotoxin-Mesilat unterlegen (Loew u. Weil 1982)
Cyklandelat	Ähnliche Struktur wie Papaverin	3fach stärkere mus-kelrelaxierende Wirkung als Papa-verin; durchblu-tungssteigernde Wirkung am Men-schen nicht ge-sichert	–	In hohen Dosen an-geblich geringe Er-höhung der Glu-koseaufnahme und geringer Hypoxie-schutzeffekt (?)	Trotz mehrerer positi-ver Berichte in DB-Studien eher zurück-haltende Äuße-rungen über positi-ven klinischen Nut-zen wegen nicht kon-sistenter Besserung (Westreich 1975, zit. nach Goodnick u. Gershon 1983)
Xantinol-Nikotinat	Derivat des Vitamins Niacin	In älteren Studien Hinweise für Re-duzierung der Hirndurchblutung; in letzter Zeit ver-mehrt Hinweise für evtl. metabolisch bedingte Mehr-durchblutung	Eventuell Verbes-serung der Blut-fließeigenschaften	Einzelberichte über erhöhte Glukose-aufnahme und er-höhte Pyridin-nucleotidbildung sowie antianoxi-sche Wirkung	Bisher nicht beurteilbar aufgrund zu geringer Anzahl vorliegender DB-Studien. Eine neue DB-Studie an einer großen Stich-probe scheint die Wirksamkeit sowohl bei MID wie bei

Vincamin	Derivat von Vinca minor; strukturelle Ähnlichkeit mit Reserpin	Gefäßdilatation unabhängig von Ganglienblockade oder adrenolytischen Effekten; Hinweise für Steigerung der Hirndurchblutung	Geringe antihypertensive Wirkung	Einzelberichte über Hemmung der Phosphodiesterase und Beeinflussung der biogenen Amine	SDAT zu belegen (Kanowski et al. 1990) Trotz 7 Berichten über Besserung der kognitiven Funktionen in DB-Studien bisher kein praktischer Nutzen nachweisbar (Witzmann u. Blechacz 1977)
Natidrofuryl	Ester des Diethylaminoethanol	Papaverinähnliche vasodilatorische Eigenschaften; Effekte auf Hirndurchblutung widersprüchlich beurteilt	–	Einzelberichte über Aktivierung der Bernsteinsäuredehydrogenase; in hohen Dosen Erhöhung der Glukose- und ATP-Konzentration sowie erhöhter Einbau von Phosphat in ATP und Nukleinsäuren; antianoxische Effekte	Die bis 1978 durchgeführten 7 DB-Studien bei Alterspatienten mit organischem Psychosyndrom (Yesavage et al. 1979) sowie neuere Subtests über Besserungen der kognitiven Funktionen. Die verwendeten Fragebogen sind jedoch zum größten Teil nicht standardisiert, so daß weitere Bestätigungen dieser günstigen Berichte abzuwarten sind.

Tabelle 3. (Fortsetzung)

3. Primär stoffwechselwirksame Substanzen (sog. Neurotropika)

Arzneistoff	Stoffklassenzugehörigkeit	Vaskuläre Effekte	Verschiedene periphere Effekte	Zentrale Effekte	Klinische Wirksamkeit
Codergocrinmesilat	Mesilate der Mutterkornderivate Dihydroergocornin, -ergocristin und -ergocryptin	α-adreno-Rezeptorblockierende Wirkungen; widersprüchliche Effekte auf die Hirndurchblutung	u. a. antihypertensive Wirkungen	Zentrale α-Blockade (evtl. antagonistische Wirkung auf unter zerebraler Mangeldurchblutung freigesetztes NA mit Verbesserung der Energiebilanz); agonistische Wirkung auf serotonerge u. dopaminerge Rezeptoren; antianoxische Effekte	In über 22 DB-Studien nachgewiesene geringe, jedoch konsistente Wirksamkeit; die Besserungen sind möglicherweise auf den affektiven Bereich bezogen. Besserungen sowohl bei degenerativen als auch vaskulär bedingten Demenzen gefunden (Hughes et al. 1976; Yesavage et al. 1979; Loew u. Weil 1982). Von der Aufbereitungskommission B2 beim BGA wurden die bis jetzt vorliegenden Daten als Wirksamkeitsnachweis anerkannt.
Pyritinol	Chemische Beziehung zu Pyrithioxin, jedoch keine Vitamineigenschaften	Metabolisch bedingter Anstieg der Hirndurchblutung	—	Zentral aktivierende Effekte, Vigilanzbesserung; tierexperimentell und am Menschen nachgewiesene Erhöhung des Glukoseverbrauchs; antianoxische Wirkung	Bei jüngeren Probanden unter DB-Bedingungen erhöhte psychomotorische Leistungsbereitschaft und bessere Ergebnisse in Gedächtnis-Subtests. In einzelnen DB-Studien Besserungen auch bei De-

					menz-Patienten. Von der Aufbereitungskommission B2 beim BGA wurden die bis jetzt vorliegenden Daten als Wirksamkeitsnachweis anerkannt.
Centrophenoxin Meclofenoxat	Hydrochlorid des Dimethylaminoethylesters p-chlorophenoxy-Essigsäure	Metabolisch bedingter Anstieg der Hirndurchblutung	Lipofuszinolyse im Herzmuskel (?)	Lipofuszinolyse am Gehirn. Noch nicht bestätigte Einzelberichte über Erhöhung des Glukoseverbrauchs und der Kaliumpermeabilität unter hohen Dosen; antianoxische Effekte	Einzelne DB-Studien zeigen zwar teilweise positive Ergebnisse, beziehen sich jedoch auf völlig verschiedene Meßinstrumente und Patientenselektionen, so daß für eine sichere Beurteilung der klinischen Wirksamkeit noch zu wenige Ergebnisse vorliegen.
Piracetam	Zyklisches GABA-Derivat	Metabolisch bedingter Anstieg der Hirndurchblutung	Beeinflussung der Erythrocytenverformbarkeit	Beeinflussung der Vigilanz; Förderung des „interhemisphärischen Transfers". Einzelberichte u.a. über Erhöhung der energiereichen Phosphate und erhöhten Einbau von ^{32}Phosphaten in Phosphatidyl-Cholin; antianoxische Effekte	Die Ergebnisse der älteren und neueren zahlreichen DB-Studien weisen auf stimulierende Effekte bei Aufmerksamkeit, motorischer Leistung und Gedächtnis hin. Von der Aufbereitungskommission B2 beim BGA wurden die bis jetzt vorliegenden Daten als Wirksamkeitsnachweis anerkannt.

Abkürzungen: DB = doppelblind; MID = Multiinfarktdemenz; SDAT = Senile Demenz vom Alzheimer-Typ

daß ein Großteil der Demenzen auf die Folgen einer Hirnarteriosklerose zurückzuführen sei, eine Ansicht, die inzwischen insbesondere aufgrund der Befunde von Tomlinson et al. (1968) korrigiert wurde, wonach nur 15% der autoptisch untersuchten Fälle mit Demenz im höheren Lebensalter vaskulären Faktoren zugeschrieben werden können, während der weitaus größte Teil der senilen Demenz dem Alzheimer-Typ zuzuordnen ist (50%) oder sog. Mischformen zwischen seniler Demenz vom Alzheimer-Typ und Multiinfarktdemenz. Neben primär vasodilatatorischen Wirkungen an der glatten Gefäßmuskulatur sind bestimmten Substanzen, die diesen Effekt zeigen, auch zusätzlich Stoffwechselwirkungen am Gehirn oder Einflüsse auf zentralnervöse Transmitter zugeschrieben worden. So wird heute z. B. angenommen, daß die klinischen Wirkungen des primären Vasodilatators Papaverin auch auf seine dopaminrezeptor-blockierenden Eigenschaften zurückgeführt werden können. Schließlich gibt es eine Gruppe von Substanzen, bei denen primär der Eingriff in den Stoffwechsel- oder Membrantransport im Vordergrund des nootropen Effektes steht.

Hoyer (1981) unterscheidet diesbezüglich zwischen Substanzen, die bevorzugt den Glukosestoffwechsel (z. B. Pyritinol) oder die Zellatmung (z. B. Piracetam) aktivieren. Codergocrinmesilat kann eher zu den Substanzen, die den Transmitterstoffwechsel beeinflussen, gerechnet werden (Loew et al. 1979). Insgesamt erscheinen derartige Gruppeneinteilungen problematisch, wie die diesbezügliche Diskussion in der Literatur zeigt (Yesavage et al. 1979; Reisberg 1981). So wies z. B. Reisberg (1981) darauf hin, daß selbst in der von Yesavage et al. (1979) als primäre Vasodilatanzien bezeichneten Gruppe sich Substanzen mit Stoffwechseleffekten befinden, und andererseits stoffwechselaktive Substanzen wegen der engen Koppelung zwischen Stoffwechsel und Hirndurchblutung zur Durchblutungssteigerung führen. Reisberg spricht daher unter formaler Vernachlässigung der vaskulären Effekte nur von der Gruppe der „metabolic enhancers" (Stoffwechselaktivatoren). Unter dem Aspekt der Klassifikationsschwierigkeiten der Nootropika ist auch zu erwähnen, daß in der Gruppe der Vasodilatanzien bei einigen Substanzen antianoxische Wirkungen im ischämischen Gebiet über membranstabilisierende Effekte infolge Hemmung des Kalziumeinstroms (Amery et al. 1981) beschrieben wurden, ein Ansatzpunkt, der gerade in jüngster Zeit zunehmende Beachtung fand. Schutzeffekte gegen Hypoxie, Ischämie und Proteinsynthesehemmer und verschiedene andere Noxen scheinen einen gemeinsamen Wirkmechanismus der meisten stoffwechselwirksamen Nootropika darzustellen.

Wie schon erwähnt, ist in den vergangenen Jahren die Gruppe der Nootropika im Gesamtzusammenhang pharmako- und gesundheitspolitischer Diskussionen ins Kreuzfeuer der Kritik geraten. Regelmäßig vorgetragene Einwände betreffen die nur unzureichende wissenschaftliche Kontrolle der meisten vorliegenden Studien, das Fehlen eines den üblichen Standards genügenden zwingenden Wirksamkeitsnachweises oder die Tatsache, daß die in den doppelblindplacebokontrollierten Studien aufgezeigte Verum-Placebo-Differenz zu gering sei, um den mit der Behandlung mit Nootropika verbundenen Kostenaufwand rechtfertigen zu können. In einer neueren Arbeit setzten sich Kanowski et al. (1988) mit diesen Vorwürfen auseinander und machten deutlich, daß diese Einwände gegen die Behandlungseffizienz von Nootropika in dieser Pauschalität nicht mehr zu halten sind. Entscheidend ist aber für das praktische Vorgehen,

Tabelle 4. Wirkungsvergleich dreier Nootropika. (Nach Kanowski 1986)

Codergocrinmesilat	Pyritinol	Piracetam
Zerebrale Wirksamkeit + Vigilanz (EEG) (↑)	Zerebrale Wirksamkeit + Vigilanz (EEG) (↑)	Zerebrale Wirksamkeit + Vigilanz (EEG) (↑)
Kognitive Leistungen ↑ (Konzentrationsvermögen)	Kognitive Leistungen ↑ (Konzentrationsvermögen, Gedächtnis und Lernleistungen)	Kognitive Leistungen ↑ (Konzentration, Gedächtnis, Visuomotorik)
Psychomotorische Leistungen ↑	Generelle Aktivierung ↑	Lernleistung ↑
Allgemeines Wohlbefinden ↑	Allgemeines Wohlbefinden ↑ (Stimmungslage)	Generelle Aktivierung ↑
Depressivität (↓)		Allgemeines Wohlbefinden ↑
Generelle Aktivierung ↑	Koma (Mortalität) ↑	Koma ↑
	Hirnschädigung Frühgeborener ↑	Verstimmungen ↓

daß aus der Fülle der verfügbaren Präparate solche ausgesucht werden, bei denen der Wirksamkeitsnachweis ausreichend evident erscheint, selbst wenn diese Entscheidung nur mit bestimmten Einschränkungen möglich ist, da, wegen der schon erwähnten methodischen Mängel früherer Nootropikastudien, diesbezüglich gewisse Entscheidungsschwierigkeiten entstehen. Hilfreich für diesen Entscheidungsprozeß ist die Arbeit einer entsprechenden Kommission am Bundesgesundheitsamt, die 1986 fünf der verfügbaren Nootropika im Rahmen einer Expertengruppe (Aufbereitungskommission B 2) kritisch geprüft hat („Comittee for Geriatric Diseases and Asthenias", 1986). Von diesen fünf Substanzen wurden drei aufgrund eines nachvollziehbaren Wirksamkeitsnachweises für die Nachzulassung mit dem Indikationsgebiet „hirnorganisches Psychosyndrom" empfohlen. Es handelt sich hierbei um das Codergocrinmesilat (Hydergin), das Pyritinol (Encephabol) und das Piracetam (Nootrop, Normabrain). Tabelle 4 gibt das klinische Wirkungsprofil dieser drei Substanzen wieder.

Codergocrinmesilat: Gemessen an der Qualität und Quantität der durchgeführten Studien kann Codergocrinmesilat als das bisher am besten untersuchte Nootropikum gelten. Nach einer Analyse von 26, unter doppelblindplacebokontrollierten Bedingungen durchgeführten Studien kommt McDonald (1979) zu dem Schluß, daß Codergocrinmesilat bei institutionalisierten Patienten – d. h. vorwiegend Heimbewohnern – sowohl gestörte kognitive Funktionen (Verwirrtheit, Desorientiertheit, Minderung der Gedächtnisleistungen, verringerte geistige Präsenz) – als auch emotionale Symptome (depressive Verstimmung, Ängstlichkeit, emotionale Labilität) günstig beeinflußt. In einer Reihe von Studien ließen sich die kognitiven Effekte mit Hilfe von testpsychologischen Untersuchungsverfahren objektivieren (vgl. Herzfeld et al. 1972; Kugler et al. 1978). Besondere Beachtung verdient in diesem Zusammenhang die Langzeitstudie von Kugler et al. (1978). Wichtigstes Ergebnis dieser Untersuchung ist, daß es nach einer 15monatigen Behandlung mit der Substanz möglich war, die durch den dementiellen Prozeß bedingte Leistungsabnahme, wie sie in der Placebogruppe zutage trat, in der Verumgruppe mehr oder weniger aufzuhalten. Hohe Drop-out-

Raten, wie sie bei derzeitigen Langzeitstudien typisch sind, schränken allerdings die Generalisierbarkeit der Untersuchungsergebnisse ein. Von besonderem Interesse, da derartige Interaktionsstudien bisher viel zu wenig durchgeführt worden sind, ist auch die Studie von Yesavage et al. (1981). Die Autorengruppe untersuchte den wechselseitigen Einfluß von Codergocrinmesilat, kognitivem Training und stützender Beratung. Die Kombination des Nootropikums mit den beiden psychologischen Behandlungsformen ergab dabei die besten Ergebnisse. Nebenwirkungen der Substanz sind, wie bei den meisten Nootropika, selten. In Einzelfällen wurden Blutdrucksenkung, Übelkeit/Erbrechen und Magen-Darm-Beschwerden berichtet.

Pyritinol: Auch für Pyritinol wurden ausreichende Hinweise für die Wirksamkeit geliefert, wobei sich die Effekte am deutlichsten bezüglich konzentrations- und tempoabhängiger Leistungen, wie sie beispielsweise beim Durchstreich- und Zahlen-Symbol-Test verlangt werden, zeigten (Gerstenbrand et al. 1969; Grünberger 1969; Misurec et al. 1976). In 2 von 4 Studien erwies sich Pyritinol dem Placebo auch im Hinblick auf die positive Beeinflussung von Lang- und Kurzzeitgedächtnisstörungen überlegen (Gerstenbrand et al. 1969; Masaric u. Demel 1974). Außerdem wurde eine allgemeine Aktivierung und eine damit korrelierte Anhebung des allgemeinen Wohlbefindens beschrieben. Der zuverlässigste Hinweis für die klinische Wirksamkeit des Pyritinols läßt sich der Untersuchung von Tazaki et al. (1980) entnehmen. In dieser Studie wurden sowohl eine deutliche Besserung der klinischen Symptomatik als auch des EEGs registriert. Die EEG-Veränderungen ließen sich im Sinne einer Vigilanzsteigerung interpretieren und waren mit der Besserung der klinischen Symptomatik korreliert. In die gleiche Richtung weisen die Ergebnisse einer doppelblind-placebokontrollierten Studie an Patienten mit neurophysiologisch definierter Vigilanzstörung und der klinischen Diagnose eines beginnenden hirnorganischen Psychosyndroms von Herrmann et al. (1986a) sowie einer weiteren placebokontrollierten Doppelblindstudie dieser Arbeitsgruppe (Herrmann et al. 1986b) an Patienten mit mittelgradigen bis schweren hirnorganischen Psychosyndromen. Bei dieser letzteren Untersuchung zeigte sich sowohl eine Besserung der mit Hilfe der SCAG-Skala erfaßten klinischen Symptomatik als auch höhere Leistungen im Gedächtnistest des Syndrom-Kurz-Tests (SKT). Vergleichbare Befunde ergab auch eine Studie von Oswald et al. (1985), bei der die Wirksamkeitsbeurteilung mit Hilfe des Nürnberger Altersinventars erfolgte. In der Pyritinolgruppe ergaben sich sowohl signifikante Steigerungen beim Kurzzeitgedächtnis als auch eine Besserung der Stimmungslage. Nebenwirkungen sind bei Pyritinol wegen der guten Verträglichkeit selten. In einzelnen Fällen wurden Hautallergien, Appetitlosigkeit, Übelkeit, Erbrechen und Durchfälle berichtet.

Piracetam: Auch über Piracetam liegt eine umfangreiche Literatur vor, die jedoch, gerade was die früheren Studien betrifft, wegen methodischer Mängel nicht zu dem Schluß führte, daß eine gesicherte Wirksamkeit festzustellen sei (Kanowski 1975). Mit Hilfe einer Reihe von in den letzten Jahren durchgeführten Studien konnte jedoch der klinische Wirksamkeitsnachweis für Piracetam erbracht werden. So prüfte z. B. Perez (1982) die Wirksamkeit von Piracetam in einer placebokontrollierten Studie – Therapiedauer 8 Wochen – an 63 Altenheimbewohnern mit leichteren Hirnleistungsstörungen. Auf der Basis einer globalen klinischen Beurteilung ließ sich hierbei eine signifikante Verbesserung in der Verumgruppe nachweisen. Chouinard et al. (1983) untersuchten die Wirksamkeit von Piracetam in einer doppelblind-placebokontrollierten Studie an älteren und diagnostisch heterogenen Patienten mit leichten diffusen hirnorganischen Ausfallserscheinungen. Sie fanden neben einer globalen, vom Ausgangswert abhängigen Funktionsverbesserung auch Leistungssteigerungen im Bereich des Gedächtnisses. Diese Steigerungen setzten unter einer höheren Dosis (2,4 versus 4,8 g Piracetam) rascher ein, schienen jedoch nach 12 Wochen wieder abzunehmen, was die Autoren als Zeichen einer Überstimulation deuteten. Schließlich untersuchten Herrmann u. Kern (1985) die Wirksamkeit von Piracetam an einer Gruppe von 118 Patienten mit hirnorganischem Psychosyndrom. Auch hier ließ sich ein statistisch zu sichernder Rückgang der Symptome des hirnorganischen Psychosyndroms mit Hilfe der SCAG-Skala sichern. Dieser Symptomrückgang schlug sich auch in einer Globalverbesserung der Funktionsfähigkeit im Rating durch das Pflegepersonal nieder. Darüber hinaus waren die Leistungsverbesserungen auch auf der testpsychologischen Ebene mit Hilfe des Syndrom-Kurz- und des Benton-Tests festzustellen. Aus einem Teil der Studien läßt sich auch ableiten, daß Piracetam auf die gestörte Emotionalität einwirkt, indem sich unter der Behandlung eine Reduktion von Angst, Verstimmung und Reizbarkeit sowie Zeichen einer allgemeinen Aktivierung ergaben. Im Hinblick auf die Behandlung der senilen Demenz vom Alzheimer-Typ sind schließlich auch Ansätze von Interesse, Piracetam in Kombination mit dem cholinergen Präkursor Lezithin anzuwenden. Rudenko et al. (1985) wiesen darauf hin, daß die Kombination von Pir-

Tabelle 5. Unerwünschte Wirkungen der Nootropika (gemäß Rote Liste 1991)

Präparat	Unerwünschte Wirkungen
Cinnarizin	Müdigkeit (initial), gastrointestinale Störungen, Schwindel, Kopfschmerz, allergische Reaktionen, Mundtrockenheit, Schwitzen, Lupus erythematodes, Lichen ruber planus, extrapyramidale Störungen
Codergocrinmesilate	Übelkeit, Erbrechen, Gefühl der verstopften Nase, gastrointestinale Störungen, Blutdruckabfall, Schwindel, Kopfdruck, Schlafstörungen, Hyperaktivität, leichte Bradykardie, pektanginöse Beschwerden
Nicergolin	Hypotonie und Schwindel, Hitzegefühl, Hautrötung, Schläfrigkeit, Schlaflosigkeit, leichte Magenbeschwerden
Vincamin	Gastrointestinale Beschwerden
Piracetam	Gesteigerte Erregbarkeit, Schläfrigkeit, Appetitzunahme, Gewichtszunahme, depressive Verstimmung, Schwindel, gastrointestinale Störungen, Blutdrucksenkung, Blutdrucksteigerung, allergische Reaktionen, Erniedrigung der Krampfschwelle
Pyritinol	Erhöhte Erregbarkeit, Schlafstörungen, gastrointestinale Störungen, Kopfschmerzen, Müdigkeit, Störung der Geschmacksempfindung, Ausschläge an Haut und Schleimhäuten, Juckreiz, Temperatursteigerung
Meclofenoxat	Vereinzelt allergische Reaktionen, Magendruck, Übelkeit, Unruhe, Schlafstörungen

acetam (4,8 g/Tag) und Lezithin (4,8 g/Tag) im Vergleich zur Kombination von Lezithin und Placebo bei langfristiger (1jähriger) Applikation zu einer statistisch bedeutsamen Verbesserung hinsichtlich gesteigerter Aufmerksamkeit, Wachheit und vermehrtem Interesse führt. Nebenwirkungen wurden kaum beschrieben, in Einzelfällen wurde eine Zunahme von psychomotorischer Unruhe und Aggressivität sowie sexuelle Stimulation beobachtet.

Die Behandlungsdauer mit Nootropika hängt vom Therapieeffekt ab. Um festzustellen, ob ein Therapieeffekt eintritt oder nicht, sollte mindestens 4–6 Wochen oder sogar 3 Monate lang behandelt werden, wobei eine genaue Beobachtung des Patienten unter Einbeziehung subjektiver Angaben des Patienten und von Beobachtungen seiner Bezugspersonen erforderlich ist. Ist ein Behandlungserfolg evident, so ist angesichts des chronischen und meist progredienten Verlaufs der Grunderkrankung eine Dauerbehandlung indiziert. Hierfür spricht insbesondere die schon zitierte placebokontrollierte Langzeitstudie zum Codergocrinmesilat. Ist nach einer Periode von mindestens 3 Monaten keine positive Wirkung des Nootropikums festzustellen, sollte das Präparat abgesetzt werden. Mangelhafte oder fehlende therapeutische Reaktionen auf ein Nootropikum schließt die Wirksamkeit anderer Substanzen keineswegs aus. Das bedeutet, bei jedem Patienten sollte versucht werden, durch andere Nootropika eine klinische Besserung zu erreichen. Die Nootropika sind meist sehr gut verträglich (Tabelle 5), insbesondere sind Kontraindikationen im strengeren Sinne nicht bekannt. Aufgrund der vorhandenen Studien können für die einzelnen Substanzen folgende Dosierungsrichtlinien angegeben werden:

a) Codergocrinmesilat 3–4,5 mg/Tag;
b) Piracetam : 2,4–4,8 g/Tag;
c) Pyritinol : 600–800 mg/Tag.

Unabhängig von der Nootropikatherapie sollte bei allen Formen von Demenzen im höheren Lebensalter immer an die internistische Basistherapie (Kreislaufregulierung, evtl. Digitalisierung) gedacht werden, falls eine entsprechende Indikation besteht. Bei senilen Demenzen vom Multiinfarkttyp, insbesondere bei akuten Verschlechterungen, sollte auch an eine Förderung der zerebralen Durchblutung durch Verbesserung der Fließeigenschaften des Blutes mittels Applikation niedermolekularer Dextrane gedacht werden.

Die sog. „depressive Pseudodemenz" (Caine 1981) bedarf besonderer Erwähnung. Es handelt sich dabei um eine erhebliche Reduktion intellektueller und kognitiver Leistungen infolge einer endogenen Depression, die differentialdiagnostisch oft schwer abgrenzbar ist von einem hirnorganischen Psychosyndrom. Bei dieser depressiven Pseudodemenz steht als Therapie die Behandlung mit Antidepressiva an erster Stelle. Das Bild der depressiven Pseudodemenz klingt unter Antidepressivatherapie im Regelfall völlig ab. Insbesondere bei stark depressiv gefärbten kognitiven Störungen sollte an die Möglichkeit der depressiven Pseudodemenz gedacht werden und im Zweifelsfalle zunächst ein Behandlungsversuch mit Antidepressiva gemacht werden, bevor Nootropika eingesetzt werden.

Der Einsatz von Psychopharmaka bei dementiellen Erkrankungen ist syndromorientiert. Paranoid-halluzinatorische Symptomatik macht ggf. den Einsatz von Neuroleptika erforderlich, stark depressive Verstimmungen ggf. den Einsatz von Antidepressiva. Unter dem Aspekt der Azetylcholin-Mangelhypothese dementieller Erkrankungen scheinen dabei nichtanticholinerge Antidepressiva eher indiziert.

Zusammenfassung

Nootropika werden bei der Behandlung von Demenzerkrankungen eingesetzt, die einer direkten kausalen Therapie nicht zugänglich sind. Nootropika sind zentralnervös wirksame Arzneimittel, die höhere integrative Hirnfunktionen, wie Gedächtnis, Lern-, Auffassungs-, Denk- und Konzentrationsfähigkeit, verbessern sollen, für die ein spezifischer einheitlicher Wirkungsmechanismus jedoch nicht bekannt ist. In den vergangenen Jahren waren Nootropika bei pharmako- und gesundheitspolitischen Diskussionen ins Kreuzfeuer der Kritik geraten. Hauptvorwürfe waren das Fehlen eines wissenschaftlichen Wirksamkeitsnachweises und eine unangemessene Kosten-Nutzen-Relation bei der Therapie mit Nootropika. In diesem Zusammenhang muß bedacht werden, daß viele der bisher verfügbaren Nootropika in einer Zeit entwickelt und klinisch geprüft worden sind, als die methodologischen Kenntnisse im Bereich der Gerontopsychiatrie noch unzureichend waren. In jüngster Zeit haben jedoch verschiedene nationale und internationale Kommissionen methodische Voraussetzungen etabliert, mit denen eine exakte Wirksamkeitsprüfung von Nootropika möglich ist. Mit Hilfe dieser Entscheidungskriterien wurde die klinische Wirksamkeit von Nimodipin nachgewiesen. Obwohl die Wirkungsstärke von Nootropika, gemessen an den Placebo-Verum-Differenzen, z. T. relativ niedrig liegen, darf dies nicht zum therapeutischen Pessimismus des Arztes führen und erst recht nicht zu einer Ausschließung dieser Substanzen vom medizinischen Versorgungsangebot durch kassenrechtliche Maßnahmen. Bei der Abwägung von Kosten- und Nutzenaspekten von Nootropika rechtfertigen die ungünstige Prognose der dementiellen Erkrankungen und die mit ihnen verbundenen schweren Belastungen für den Patienten und seine Familie eindeutig den Einsatz von Nootropika, sofern eine ausreichende Evidenz für die Wirksamkeit der jeweils verwendeten Substanz vorliegt.

Literatur

Amery WK, Wauquier A, van Nueten JM, de Clerk T, van Reempts JV, Janssen PAJ (1981) The anti-migranous pharmacology of flunarizine (R 14 950). A calcium antagonist. Drugs Exp Clin Res VII (1):1–10
Caine ED (1981) Pseudodementia. Current concepts and future directions. Arch Gen Psychiatry 38:1359–1364
Chouinard G, Annable L, Ross-Chouinard A, Olivier M, Fontaine F (1983) Piracetam in elderly psychiatry patients with mild diffuse cerebral impairment. Psychopharmacology 81:100–106
Committee for „Geriatric Diseases and Asthenias" (Hrsg) (1986) Impaired functions in old age. AMI-Heft 1. Institut für Arzneimittel des Bundesgesundheitsamtes, Berlin

Coper H, Kanowski S (1983) Nootropika: Grundlagen und Therapie. In: Langer H, Heimann H (Hrsg) Psychopharmaka. Grundlagen und Therapie. Springer, Berlin Heidelberg New York Tokyo, S 409–430

Fisman M (1981) Clinical pharmacology of senile dementia. Progr Neuropsychopharmacol 5:447–457

Gerstenbrand F, Grünberger J, Schultes H (1969) Zur medikamentösen Therapie bei der Rehabilitation Hirnverletzter (Erfahrungen mit Pyrithioxin). 2. Donau-Symposion für Neurologie. Wiener Medizinische Akademie, Wien

Goodnick PJ, Gershon S (1983) Chemotherapy of cognitive disorders. In: Samuel D, Algeri S, Gershon S, Grimm VE, Toffano G (eds) Aging of the brain. Aging, vol 22. Raven, New York, pp 349–361

Gottfries CG (1989) Pharmacological treatment strategies in dementia disorders. Pharmacopsychiatry 22 (Suppl II):129–134

Grünberger J (1969) Pharmakopsychologische Untersuchungen an einer Studentengruppe mit Pyrithioxin. Wien Med Wochenschr 119:821–825

Herrmann WM, Kern U (1985) Nachweis der Wirkung von Piracetam auf die Funktionsdefizite bei geriatrischen Patienten mit hirnorganischem Psychosyndrom. Kontrollierte Doppelblindprüfung Piracetam vs. Placebo. Ergebnisbericht ZNS 039 Psy 207-84 AFB und KFB Berlin, Berlin

Herrmann WM, Kern U, Röhmel J (1986a) Contribution to the search for vigilance-indicative EEG variables. Results of a controlled double-blind study with pyritinol in elderly patients with symptoms of mental dysfunction. Pharmacopsychiatry 19:75–83

Herrmann WM, Kern U, Röhmel J (1986b) On the effects of pyritinol on functional deficits of patients with organic mental disorders. Pharmacopsychiatry 19:378–385

Herzfeld U, Christian W, Oswald WD, Ronge J, Wittgen M (1972) Zur Wirkungsanalyse von Hydergin im Langzeitversuch. Eine interdisziplinäre Studie. Med Klin 67: 1118–1125

Hoyer S (1981) Bei präseniler oder seniler Demenz: Rechtzeitig das richtige Medikament. Mk Ärztl Fortb 31:552–554

Hughes RJ, Williams JG, Currier RD (1976) An ergot preparation (hydergine) in the treatment of dementia. Review of clinical literature. J Am Geriatr Soc 14:490–497

Kanowski S (1975) Zum Wirkungsnachweis der enzephalotropen Substanzen (Pyrithioxin und Pirazetam). Z Gerontol 5:333–338

Kanowski S (1986) Möglichkeiten und Grenzen der Therapie mit Nootropika. Hospitalis 56:400–409

Kanowski S, Fischhof P, Hiersemenzel R, Röhmel J, Kern U (1988) Wirksamkeitsnachweis von Nootropika am Beispiel von Nimodipin – ein Beitrag zur Entwicklung geeigneter klinischer Prüfmodelle. Z Gerontopsychol Gerontopsychiatr 1:35–44

Kanowski S, Fischhof P, Hiersemenzel R, Röhmel J, Kern U (1989) Therapeutic efficacy of nootropic drugs – a discussion of clinical phase III studies with nimodipine as a model. In: Bergener M, Reisberg B (eds) Diagnosis and treatment of senile dementia. Springer, Berlin Heidelberg New York Tokyo, pp 339–349

Kanowski S, Fischhof PK, Grobe-Einsler R, Wagner G, Litschauer G (1990) Efficacy of xantinolnicotinate in patients with dementia. Pharmacopsychiatry 23:118–124

Kugler J, Oswald WD, Herzfeld U, Seus R, Pingel J, Welzl J (1978) Langzeittherapie altersbedingter Insuffizienzerscheinungen des Gehirns. Dtsch Med Wochenschr 103: 456–462

Kurz A, Rüster P, Rombero B, Zimmer R (1986) Cholinerge Behandlungsstrategien bei der Alzheimerschen Krankheit. Nervenarzt 57:558–569

Lauter H (1980) Gerontopsychiatrie – die somatische Dimension. In: Kanowski S (Hrsg) Gerontopsychiatrie. Das ärztliche Gespräch, 28. Tropon, Köln, S 7–54

Loew DM, Weil C (1982) Hydergine in senile mental impairment. Gerontology 28:54–74

Loew DM, Vigouret JM, Jaton A (1979) Neuropharmacology of bromocriptine and ergotoxine (hydergine). In: Goldstein M, Calne DB, Liebermann A, Thorner MO (eds) Ergot compound and brain function, neuroendocrine and neuropsychiatric aspects. Advances in Biochemical Psychopharmacology, vol 23. Raven, New York

Masaric K, Demel J (1974) Die Wirkung von Pyritinol-HCl auf Leistung und Gedächtnis chronischer Alkoholiker mit organischem Psychosyndrom. Therapiewoche 24: 4033–4036

McDonald RJ (1979) Hydergine: a review of 26 clinical studies. Pharmacopsychiatry 12:407–422

Misurec J, Slama B, Nahunek K (1976) Pyrithioxin/Encephabol bei der Behandlung von Patienten mit organischem Psychosyndrom in der Involution. Klinische, elektroenzephalographische und experimentell-psychologische Studie. CS. Psychiatria 72:14–23

Möller HJ (1991) Beispiele klinischer Prüfmodelle für den Wirksamkeitsnachweis von Nootropika. In: Lungershausen E (Hrsg) Demenz. Herausforderung für Forschung, Medizin und Gesellschaft. Springer, Berlin Heidelberg New York Tokyo (im Druck)

Möller HJ, Kissling W, Stoll K-D, Wendt G (1989) Psychopharmakotherapie. Ein Leitfaden für Klinik und Praxis. Kohlhammer, Stuttgart

Oswald WD, Oswald B, Fleischmann UM (1985) New aspects in the treatment and assessment of psychoorganic syndromes. A double-blind study with pyritinol. Paper presented at the XIIIth International Congress of Gerontology, New York

Perez GM (1982) Evaluation of the clinical effects of piracetam in the deterioration of the intellectual functions of a geriatric population: a double-blind study. 2nd International Symposium on Nootropic Drugs, Mexico, pp53–62

Reisberg B (1981) Empirical studies in senile dementia with metabolic enhancers and agents that alter blood flow and oxygen utilisation. In: Crook T, Gershon G (eds) Strategies for the development of an effective treatment for senile dementia. Powley, New Canaan, pp 233–261

Rudenko A, Wagner J, Tropper MS (1985) Combined long-term nootropic-cholinergic treatment in memory/cognitive disorders encountered in dementias. Paper presented at the IInd International Congress of Psychogeriatric Medicine, Schweden

Tazaki Y, Omae T, Kuromaru S et al. (1980) Clinical effect of encephabol (pyritinol) in the treatment of cerebrovascular disorders. J Int Med Res 8:118–126

Tomlinson BE, Blessed G, Roth M (1968) Observations on the brains of non-demented old people. J Neurol Sci 7:331–356

Witzmann KH, Blechacz W (1977) On the role of vincamine in the therapy of cerebrovascular diseases and impairment of cerebral function. Arzneimittelforschung 27: 1238–1247

Yesavage JA, Tinklenberg JR, Hollister LE, Berger PA (1979) Vasodilatators in senile dementia. Arch Gen Psychiatry 36:220–223

Yesavage JA, Westphal J, Rush L (1981) Senile dementia: combined pharmacologic and psychologic treatment. J Am Geriatr Soc 29:164–171

Zimmer R, Lauter H (1986) Neuere pharmakologische Modelle und Forschungsergebnisse in der Therapie der degenerativ und/oder vaskulär bedingten hirnorganischen Psychosyndrome bzw. Demenzen im mittleren und höheren Lebensalter. In: Lauter H, Möller HJ, Zimmer R (Hrsg) Untersuchungs- und Behandlungsverfahren in der Gerontopsychiatrie. Springer, Berlin Heidelberg New York Tokyo, S 77–113

Wirksamkeitsnachweis von Nimodipin –
Ein Beitrag zur Entwicklung geeigneter Prüfmodelle

S. Kanowski

Wenn heute Studien zum Wirksamkeitsnachweis von Nootropika geplant werden, dann stellen sich im Grunde genommen drei Probleme, die auch gegenwärtig noch nicht kanonisch gelöst sind.

Das erste Problem ist die Frage nach der erforderlichen *Homogenität* der Zielpopulation, das zweite ist die Frage nach den unbedingt notwendigen *Beobachtungsebenen und Instrumenten* zur Verlaufsbeobachtung unter den zu untersuchenden Therapiebedingungen. Das dritte Problem stellt die Beurteilung der *klinischen Relevanz* erzielter therapeutischer Wirksamkeit dar. Diese letzte Frage ist der eigentliche Demonstrationsboden, auf dem die Kritiken gegen die Nootropika vorgetragen werden, indem zwar nicht die statistische Signifikanz ihrer Überlegenheit gegenüber Placeboeffekten bestritten wird, sondern in Frage gestellt wird, ob das, was sich statistisch signifikant von der Placebowirkung abhebt, von klinischer und alltagspraktischer Bedeutung ist. Wenn man kritisch die therapeutische Forschung innerhalb und außerhalb der Psychiatrie betrachtet, so ist eigentlich kein einziges Feld zu sehen, in dem klinische Relevanz von Behandlungsergebnissen in einer wissenschaftlich überzeugenden konsensuellen Weise operationalisiert worden ist. Man denke z. B. nur an die Benzodiazepine, die Antidepressiva und periphere arterielle Durchblutungsstörungen. Das trifft natürlich auch für die Nootropika zu. Die hiermit verknüpfte Problematik kann an dieser Stelle nicht im einzelnen erörtert werden. Ansätze einer Diskussion finden sich in der Literatur (Kanowski u. Hedde 1986; Zimmer et al. 1987). Auch im Arzneimittelgesetz taucht der Begriff der klinischen Relevanz in Beziehung zum Wirksamkeitsnachweis nicht auf. Die isolierte Betrachtung prozentualer Gruppendifferenzen der therapeutischen Verbesserung von Placebo- und Verumbehandelten genügen weder als Beweis für die klinische Relevanz noch als Gegenargument. Die in Nootropikastudien durchschnittlich zu verzeichnenden Wirksamkeitsdifferenzen zugunsten von Verum, die etwa bei 20–25% liegen, sind auch bei vielen anderen Medikamenten, wie Asthmamitteln, Koronartherapeutika und auch Antidepressiva, nicht um so vieles höher, als daß man aus diesem Vergleich eine vernichtende Kritik der Nootropika rechtfertigen könnte. Im Blick auf die Symptomatik dementieller Prozesse ist die klinische Relevanz nootroper Therapieeffekte sicher an die Erhöhung der kognitiven und Alltagskompetenz der erkrankten Patienten zu binden. Diese müssen aber multikausal, multidimensional und multifunktional betrachtet werden (Baltes u. Wahl 1987; Gunzelmann u. Oswald 1990). Daraus folgt, daß auch Kompetenzzugewinn als Indikator klinisch relevanter therapeutischer Wirksamkeit multidimensional erfaßt und bewertet werden muß. Immerhin konnten Oswald et al. zeigen, daß psychometrische Test-

Hirnleistungsstörungen im Alter
Hrsg.: Hans-Jürgen Möller
© Springer-Verlag Berlin Heidelberg

variablen signifikant positiv mit Merkmalen der „activities of daily living" im Rahmen des Nürnberger Altersinventars korrelieren. Dies konnte auch in Nootropika-Studien bestätigt werden. Hieraus kann auf die klinische Relevanz erzielter therapeutischer Wirkungen geschlossen werden (Oswald et al. 1982, 1983 a und b).

In der im folgenden darzustellenden klinischen Prüfung von Nimodipin gegen Dihydroergotoxin und Placebo wurden die drei eingangs geschilderten Problemfehler auf folgende Weise gelöst (Kanowski et al. 1988):

Die Zielpopulation wurde nach syndromalen Homogenitätskriterien zusammengesetzt. Diesem Vorgehen liegt die Auffassung zugrunde, daß unter den gegenwärtig verfügbaren nootropen Substanzen noch keine zu finden ist, deren pharmakodynamisches Wirkungsspektrum als ätiologisch oder pathogenetisch spezifisch anzusehen ist, so daß ätiologische oder pathogenetische Homogenitätskriterien für die Patientenauswahl nicht zwingend notwendig erscheinen. Es wurden 202 Patienten beiderlei Geschlechts im Alter von 60–85 Jahren mit der klinischen Diagnose eines leichten oder mittelschweren diffusen hirnorganischen Psychosyndroms gemäß den im AGP-System hierfür vorgegebenen Kriterien eingeschlossen (Gutzmann et al. 1989), von denen 197 Patienten (156 weibliche, 40 männliche) in die endgültige Auswertung kamen. 5 Patienten mußten entsprechend dem Prüfprotokoll ausgeschlossen werden, weil sie gleichzeitig ein zusätzliches Nootropikum erhielten. Als quantitatives Einschlußkriterium diente der Gesamtscore der Sandoz Clinical Assessment Geriatrics Scale (CIPS 1986). Dieser mußte zwischen 40 und 90 Punktwerten liegen. In einer gleichzeitig mitgeführten Symptomcheckliste wurden vorhandene psychopathologische Einzelsymptome dokumentiert. Gedächtnisstörungen hatten obligatorisch vorzuliegen; von acht weiteren Symptomen (Affektlabilität, depressive Stimmungslage, Antriebsstörung, Konzentrationsstörung, Schlafstörung, nächtliche Unruhe, Angst, Reizbarkeit) mußten mindestens drei vorhanden sein. Das diffuse hirnorganische Psychosyndrom ist hierbei als diagnostisch typisches Kernsyndrom für dementielle Prozesse angesehen worden. Die diagnostische Klassifikation wurde nach DSM-III vollzogen. Zur Differenzierung zwischen primär degenerativen und Multiinfarktdemenzen wurde der Hachinski Ischemic Score verwendet.

Zur therapeutischen Wirksamkeitsbeurteilung wurden Zielparameter auf drei voneinander unabhängigen Beobachtungsebenen definiert: die ärztliche Beurteilung erfolgte mittels der SCAG, die Beurteilung und Einschätzung durch das Pflegepersonal mittels der Beurteilungsskala für geriatrische Patienten (beides vgl. CIPS 1986). Das kognitive Leistungsvermögen wurde mit Hilfe des Syndrom-Kurztestes (Erzigkeit 1977) und des Zahlenverbindungstestes (Oswald u. Fleischmann 1986), beurteilt. Zusätzlich und deskriptiv wurde der klinische Gesamteindruck (CGI: CIPS 1986) und Subskalen von SCAG, BGP und SKT dokumentiert bzw. ausgewertet. Nebenwirkungen wurden mit den Skalen DOTES und TWIS (National Institute of Mental Health 1976) dokumentiert.

Ferner wurde der klinischen Wirksamkeitsbeurteilung die Annahme zugrunde gelegt, daß die Konvergenz erzielter Ergebnisse auf den drei voneinander unabhängigen Beobachtungsebenen einen Indikator für die klinische Relevanz der erzielten therapeutischen Wirkungen abgeben würde. Weiterhin wurde festgelegt, daß für den konfirmatorischen Wirksamkeitsnachweis nur die Nimodipin-

Tabelle 1. Patienten

	Einschluß	Studien-Ende	Drop-Outs
Nimodipin	65	57	8
Hydergin	67	59	8
Placebo	65	62	3
Summe	197	178	19

Tabelle 2. Häufigkeit der Symptome

Patientenzahl	Nimodipin n = 65	Hydergin n = 67	Placebo n = 65
Gedächtnisstörungen	65	66	65
Antriebsstörungen	62	61	59
Depressive Stimmungslage	60	56	55
Affektlabilität	53	55	53
Konzentrationsstörungen	42	41	52
Angst	31	31	34
Schlafstörungen	28	29	27
Reizbarkeit	20	17	21
Nächtliche Unruhe	3	8	5

Tabelle 3. Schweregrad des hirndiffusen Psychosyndroms gemäß Lausanner Schema

	Nimodipin	Hydergin	Placebo
Leichtes hirndiffuses Psychosyndrom	31	38	26
Mittleres hirndiffuses Psychosyndrom	34	29	39

Placebo-Differenzen herangezogen werden sollten, alle übrigen Vergleiche der drei Behandlungsgruppen erfolgten lediglich unter explorativem Aspekt.

Die Behandlungs- und Studiendauer betrug 12 Wochen. Der Behandlungsphase voraus ging eine 4wöchige Placebo-Auswaschphase. Tabelle 1 zeigt die Zahl der Patienten bei Studienbeginn und -ende sowie die Drop-outs für alle drei Behandlungsgruppen, Tabelle 2 die Häufigkeitsverteilung des vorher erwähnten Symptomprofils und Tabelle 3 die Häufigkeitsverteilung der beiden Schweregrade des diffusen hirnorganischen Psychosyndroms in den drei Behandlungsgruppen. Es ergab sich hier kein signifikanter Unterschied zu Beginn der Behandlung zwischen den drei Behandlungsgruppen.

Im folgenden sollen nun die wichtigsten Ergebnisse kurz dargestellt werden:
Die erste Zielvariable für den Wirksamkeitsnachweis war der *SCAG-Gesamtscore*. Die Abb. 1 zeigt die Werte für drei Meßzeitpunkte. Bei einem nahezu identischen Ausgangswert ergab sich ein auf dem 1%-Niveau signifikanter Behandlungsvorteil für Nimodipin, wobei derselbe schon nach 6 Behandlungswochen sichtbar war, am Ende der Behandlungszeit aber noch deutlich zugenommen hatte. Nebenbei, und nur im deskriptiven Sinne, sei erwähnt, daß sich auf

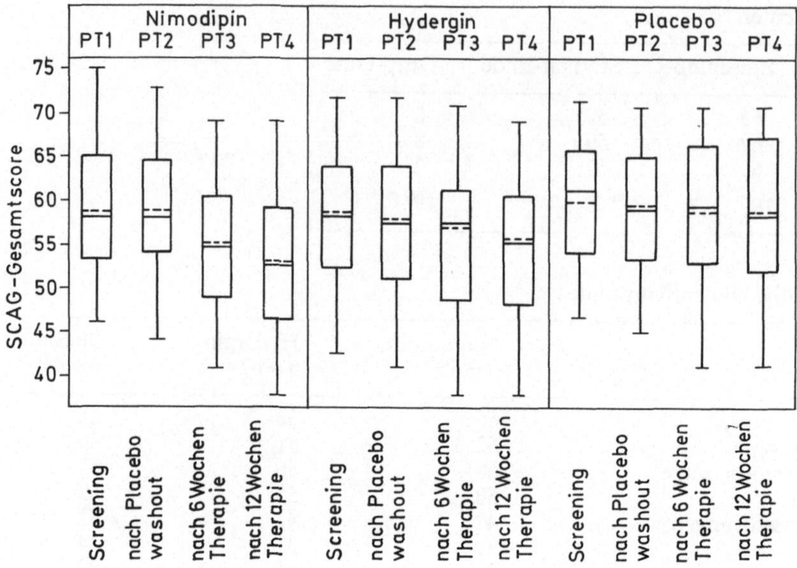

Abb. 1. SCAG-Gesamtscore

Tabelle 4. SCAG-Gesamtscore Baseline versus Prüftag 4 (12 Wochen) Häufigkeit der Veränderungen

Medikamente	Nimodipin	Hydergin	Placebo
Zunahme	6	2	17
Keine Veränderung	1	7	14
Abnahme	50	50	31
Summe	57	59	62

Tabelle 5. SCAG-Subskala „kognitive Leistungsminderung" Baseline versus Prüftag 4 (12 Wochen). Häufigkeit der Veränderungen

Medikamente	Nimodipin	Hydergin	Placebo
Zunahme	1	5	12
Keine Veränderung	7	13	33
Abnahme	49	41	17
Summe	57	59	62

gleichem Niveau auch der Behandlungsvorteil für Dihydroergotoxin sichern ließ und auch eine deutliche Differenz zugunsten von Nimodipin gegenüber Dihydroergotoxin bestand. Das Ausmaß der Besserungsrate betrug 6–7 Punkte im SCAG-Gesamtscore. Dieses Ergebnis bestätigt sich auch, wenn man die Patienten nach Zu- und Abnahme und gleichbleibendem, d. h. unverändertem SCAG-

Tabelle 6. BGP-Gesamtscore Baseline versus Prüftag 4 (12 Wochen) Häufigkeit der Veränderungen

Medikamente	Nimodipin	Hydergin	Placebo
Zunahme	10	12	10
Keine Veränderung	11	21	25
Abnahme	31	21	19
Keine Daten	5	5	8
Summe	57	59	62

Score gruppiert (Tabelle 4). Dieses positive Ergebnis ließ sich auch für die kognitive Subskala der SCAG explorativ bestätigen (Tabelle 5).

Auch für die zweite Zielvariable, das *Rating der Pflegekräfte* (BGP), bestätigte sich der Behandlungsvorteil von Nimodipin gegenüber Placebo auf dem 1%-Niveau (Tabelle 6) (hierzu ist aufgrund der explorativen Analyse allerdings zu bemerken, daß Dihydroergotoxin sich auf dieser Beurteilungsebene nicht statistisch signifikant von Placebo unterschied, was dazu führte, daß mit einer Irrtumswahrscheinlichkeit von 5% auf dieser Betrachtungsebene Nimodipin auch dem Dihydroergotoxin signifikant überlegen war). Faßt man die beiden klinischen Beurteilungsebenen (SCAG und BGP) zusammen und führt eine Alpha-Korrektur für multiple Messungen durch, dann kann die Feststellung getroffen werden, daß wiederum auf dem 1%-Niveau sich die gesamte klinische Symptomatik unter Nimodipin eindeutig stärker bessert als unter Placebo.

Auf der *kognitiven Leistungsebene* waren der Syndrom-Kurztest und der Zahlenverbindungstest zu Indikatorvariablen für den Wirksamkeitsnachweis bestimmt worden. Auch auf dieser Beurteilungsebene ergab sich für beide Testverfahren auf dem 1%-Niveau eine deutliche Behandlungsüberlegenheit des Nimodipins gegenüber Placebo (Abb. 2 und 3). Dasselbe Signifikanzniveau blieb auch erhalten, wenn man nach entsprechender Alpha-Korrektur beide Ergebnisse gemeinsam betrachtete. Die nähere Betrachtung der Abb. 3 läßt auch erkennen, daß im ZVT das Ausmaß der Verbesserung unter Nimodipin mit einer nahezu um 20 s verkürzten Durchführungszeit nicht unerheblich war.

Faßt man alle drei Beobachtungsebenen des konfirmatorischen Wirksamkeitsnachweises mit entsprechender Alpha-Korrektur zusammen, so läßt sich wiederum aussagen, daß auf dem 1%-Signifikanzniveau Nimodipin sowohl die klinische Symptomatik verbessert als auch bei den hier verwendeten Verfahren gegenüber Placebo zu einer deutlichen kognitiven Leistungssteigerung führt. Diese Übereinstimmung der Ergebnisse auf allen drei Beobachtungsebenen kann als deutlicher Hinweis für die klinische Relevanz der erzielten therapeutischen Effekte angesehen werden.

Auf zwei Ergebnisse der explorativen Analyse sei noch kurz hingewiesen. Prüfungen an alten Patienten unter klinischen Bedingungen haben wegen der bekannten Multimorbidität ständig mit der strikten Begrenzung der erlaubten Begleitmedikation zu kämpfen. Auch im vorliegenden Prüfplan gab es hier solche strikten Begrenzungen, die jedoch bei insgesamt 53 Patienten nicht korrekt eingehalten worden waren. Da die Begleitmedikation jedoch vollständig erfaßt und

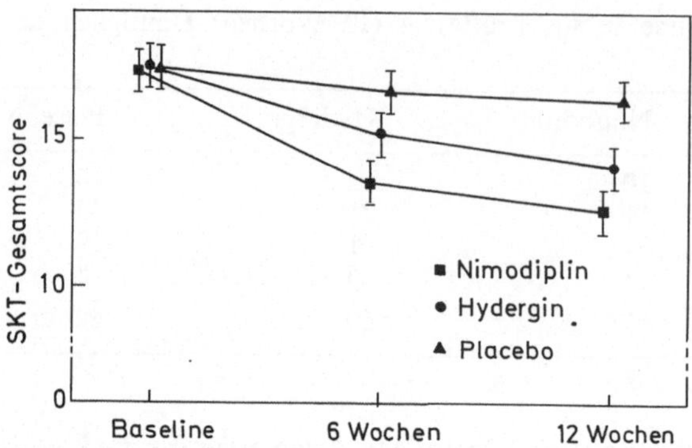

Abb. 2. SKT-Gesamtscore

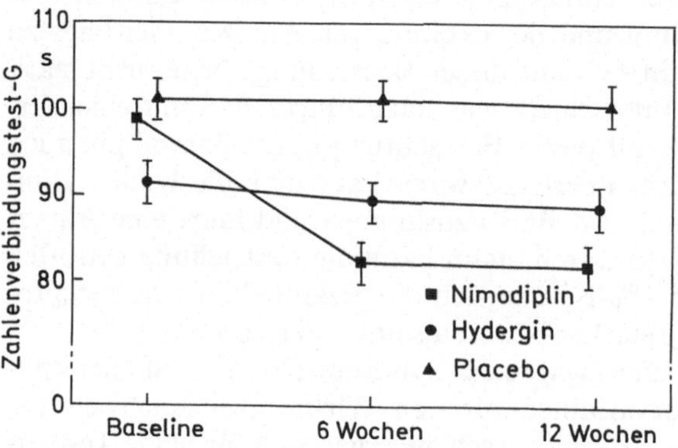

Abb. 3. Zahlenverbindungstest-G

dokumentiert worden ist, wurden die oben dargestellten Ergebnisse daraufhin überprüft, ob es Wirksamkeitsunterschiede zwischen den 144 Patienten, die das erlaubte Begleitmedikationsprotokoll eingehalten haben, und den 53, bei denen das nicht der Fall war, gibt. Solche Unterschiede ließen sich nicht nachweisen. Schließlich wurde explorativ geprüft, ob die Wirksamkeit abhängt von der Zuordnung der Patienten zur Gruppe der primär degenerativen Demenzen oder der Gruppe der Multiinfarktdemenzen, wie sie mit Hilfe des Hachinski Ischemic Scores vorgenommen wurde. Auch hier war eine solche Abhängigkeit nicht nachzuweisen.

Faßt man die Ergebnisse der konfirmatorischen Analyse zusammen, so ist zu sehen, daß Nimodipin sich dem Placebo auf allen drei Beobachtungsebenen als statistisch signifikant überlegen in der therapeutischen Wirkung erwies. Unter deskriptiven Gesichtspunkten gilt dieser Satz auch für Dihydroergotoxin, mit Ausnahme des Pflegeratings. Hierbei wird auch der Behandlungsvorteil von Nimodipin gegenüber Dihydroergotoxin sichtbar (Tabelle 7).

Abschließend seien noch einige kurze Angaben zu Nebenwirkungen und Abbruchgründen gemacht. Die Nebenwirkungen wurden mit der standardisierten

Tabelle 7. Übersicht der Gesamtergebnisse

Psychometrische Testverfahren	Nimodipin/ Placebo	Hydergin/ Placebo	Nimodipin/ Hydergin
SCAG	$p < 0,01$	$p < 0,01$	$p < 0,01$
BGP	$p < 0,01$	N.S.	$p < 0,05$
SKT	$p < 0,01$	$p < 0,01$	$p < 0,01$
ZVT-G	$p < 0,01$	$p < 0,01$	$p < 0,01$

Tabelle 8. Prozentzahlen der Patienten mit unerwünschten Arzneiwirkungen

	Nimodipin	Hydergin	Placebo
Patientenzahl	$n = 65$	$n = 67$	$n = 65$
Schwindelgefühl	28%	36%	8%
Hypotonie	19%	32%	10%
Blutdruckabfall	4%	14%	3%

Tabelle 9. Abbruchgründe

Grund	Nimodipin	Hydergin	Placebo
Verlegung des Patienten	1	1	–
Nebenwirkungen	–	1	2
Nebenwirkungen und Unwirksamkeit	1	2	–
Nebenwirkungen und interkurrente Erkrankungen	2	–	–
Interkurrente Erkrankungen	1	2	–
Tod	2	1	–
Unwirksamkeit und interkurrente Krankheiten	–	1	–
Unwirksamkeit	1	–	–
Abbruch durch den Patienten ohne Angabe von Gründen	–	–	1
	8	8	3

Nebenwirkungserfassungsskala DOTES/TWIS (National Institute of Mental Health 1976) dokumentiert. Die häufigsten Nebenwirkungen waren in allen drei Behandlungsgruppen die in Tabelle 8 dargestellten. Zeichen und Symptome, die auf eine blutdrucksenkende Wirkung hindeuten, sind also in beiden Verumgruppen häufiger dokumentiert, wurden aber unter Nimodipin deskriptiv weniger häufig genannt als unter Dihydroergotoxin. Bei objektiven Messungen des Blutdrucks wurden im Median in allen drei Gruppen gleichermaßen geringe und klinisch irrelevante Senkungen der systolischen und diastolischen Werte gefunden, die mit einem minimalen Anstieg der Pulsfrequenz einhergingen. Auch bei kasuistischer Betrachtung fand sich kein relevanter Blutdruckabfall, selbst nicht bei Patienten, die hypertone Ausgangswerte hatten. In etwas geringerer Häufigkeit wurde auch über Übelkeit geklagt, doch fand sich diese Angabe auch in vergleichbarer Häufigkeit in der placebobehandelten Gruppe.

Bei insgesamt 19 Patienten kam es zu einem vorzeitigen Studienabbruch. Die Gründe hierfür sind der Tabelle 9 zu entnehmen. Es hat während der Prüfperiode drei Todesfälle gegeben. Alle drei Fälle sind in den Verumgruppen aufgetreten, zwei davon unter Nimodipin, keiner in der Placebogruppe. Da sich bei einer so geringen Fallzahl ein Zufallseinfluß statistisch nicht ausschließen läßt, sind alle drei Fälle klinisch-kasuistisch sorgfältig analysiert worden. Bei allen drei Patienten handelte es sich um kardial schwer vorgeschädigte. Ein Zusammenhang mit der Prüfmedikation ließ sich für keinen der Patienten plausibel nachweisen.

Abschließend lassen sich folgende Aussagen treffen:

1. Das dieser Studie zugrunde gelegte Design für die Auswahl der Patienten, Beobachtungsebenen und Beobachtungsverfahren, konfirmatorische und deskriptive Prüfkriterien und statistische Auswertungsverfahren, erwies sich als geeignet, Unterschiede zwischen den drei miteinander verglichenen Behandlungsarten aufzudecken.

2. Unter deskriptiven Gesichtspunkten wurde auch evident, daß die konfirmatorisch bedeutsamen Behandlungsbedingungen insbesondere unter Nimodipin sich von der 6. bis 12. Behandlungswoche verstärkten.

3. Die Behandlungsüberlegenheit des als Standardsubstanz gewerteten Dihydroergotoxins gegenüber Placebo ließ sich replikativ zur vorliegenden Literatur unter deskriptiven Gesichtspunkten bestätigen.

4. Ebenfalls unter deskriptiven Aspekten zeigte sich Nimodipin dem Dihydroergotoxin auf allen Beobachtungsebenen statistisch signifikant überlegen.

5. Damit kann das hier vorgestellte Prüfmodell als geeignet betrachtet werden, die Wirksamkeit von Nootropika zu belegen und auch als klinisch relevant zu begründen. Für die letztere Schlußfolgerung spricht die Konvergenz der therapeutischen Wirksamkeit auf den drei voneinander unabhängigen Beobachtungsebenen und die Zunahme der therapeutisch erzielten Verbesserungen zwischen der 6. und der 12. Behandlungswoche unter Verumtherapie bei stagnierenden Effekten in der Placebogruppe.

Zusammenfassung

Bei Studien zum Wirksamkeitsnachweis von Nootropika bestehen drei Hauptprobleme: 1. die Frage nach der erforderlichen Homogenität der Zielpopulation, 2. die Auswahl geeigneter Beobachtungsebenen und Instrumente zur Verlaufskontrolle und 3. die Beurteilung der klinischen Relevanz von erzielten therapeutischen Wirkungen.

Bei der klinischen Prüfung von Nimodipin gegen Dihydroergotoxin und Placebo wurden für die Zielpopulation syndromale Homogenitätskriterien zugrundegelegt, da Nimodipin ebenso wie alle anderen nootropen Substanzen nicht über eine ätiologisch oder pathogenetisch spezifische pharmakodynamische Wirkung verfügt. Als qualitative und quantitative Einschlußkriterien, wurden folgende Parameter herangezogen: klinische Diagnose eines hirnorganischen Psychosyndroms gemäß den im AGP-System vorgegebenen Kriterien, Gesamtscore der Sandoz Clinical Assessment Geriatrics Scale (SCAG), Klassifikation nach DSM-III, Hachinski Ischemic Score sowie eine Symptomen-Checkliste von Einzelsymptomen. Die Wirksamkeitsbeurteilung erfolgte durch drei voneinander unabhängige Beobachtungsebenen: ärztliche Beurteilung durch SCAG, Beurteilung durch das Pflegepersonal mit Hilfe der Beurteilungsskala für geriatrische Patienten (BGP) sowie Beurteilung des kognitiven Leistungsvermögens mit Hilfe des Syndrom-Kurztestes und des Zahlenverbindungstestes. Zusätzlich wurden der klinische Gesamteindruck (CGI) und Subskalen von SCAG, BGP und SKT ausgewertet. Als Indikator der klinischen Relevanz erzielter nootroper Therapieeffekte wurde die Konvergenz der erzielten therapeutischen Wirkungen auf den drei voneinander unabhängigen Beobachtungsebenen herangezogen. Bei Anwendung dieser Prüfkriterien zeigte eine 12wöchige klinische Studie mit 197 Patienten, daß bei nahezu identischen Ausgangswerten die Wirkung von Nimodipin, gemessen am Arzturteil entsprechend SCAG, signifikant stärker war als die von Dihydroergotoxin oder Placebo (p=0,01). Dieses positive Ergebnis ließ sich auch für die kognitive Subskala der SCAG explorativ bestätigen. Auch bei der Beurteilung durch das Pflegepersonal ergaben sich signifikante Behandlungsvorteile für Nimodipin im Vergleich zu Placebo (p=0,01) und Dihydroergotoxin (p=0,05). Auf der kognitiven Leistungsebene zeigte sich beim Syndrom-Kurztest und beim Zahlenverbindungstest ebenfalls eine deutliche Überlegenheit von Nimodipin gegenüber Placebo (p=0,01). Bei statistischer Auswertung der Ergebnisse aller drei Beobachtungsebenen ergibt sich eine signifikante Verbesserung der klinischen Symptomatik durch Nimodipin im Vergleich zu Placebo (p=0,01) mit einer deutlichen kognitiven Leistungssteigerung. Die mit Nimodipin erzielten therapeutischen Effekte sind daher auch als klinisch relevant anzusehen.

Literatur

Baltes MM, Wahl H-W (1987) Dependence in aging. In: Carstensen LL, Edelstein BA (eds) Handbook of clinical gerontology. Pergamon Press, New York, pp 204–221
CIPS (1986) Internationale Skalen für Psychiatrie. Beltz, Weinheim
Erzigkeit H (1977) Der Syndrom-Kurztest zur Erfassung von Aufmerksamkeits- und Gedächtnisstörungen. VLESS Verlagsgesellschaft, Vaterstetten
Gunzelmann T, Oswald WD (1990) Aspekte der Erhaltung von Kompetenz im Alter. – Ein Überblick über Konzepte und Materialien. Z Gerontopsychol Gerontopsychiat 3(1):25–42
Gutzmann H, Kanowski S, Krüger H, Urban R, Ciompi L (1989) Das AGP-System – Manual zur Dokumentation gerontopsychiatrischer Befunde. Springer, Berlin Heidelberg New York Tokyo
Kanowski S, Hedde JP (1986) Arzneimittel für die Indikation „Hirnorganisch bedingte Leistungsstörungen". In: Dölle W, Müller-Oerlinghausen B, Schwabe U (Hrsg) Grundlagen der Arzneimitteltherapie. B.I. Wissenschaftsverlag, Mannheim, S 154–171
Kanowski S, Fischhof P, Hiersemenzel R, Röhmel J, Kern U (1988) Wirksamkeitsnachweis von Nootropika am Beispiel von Nimodipin – ein Beitrag zur Entwicklung geeigneter klinischer Prüfmodelle. Z Gerontopsychol Gerontopsychiat 1(1):45–36
National Institute of Mental Health (1976) 029 DOTES. Dosage Record and Treatment Emergent Symptom Scale. In: Guy W (ed) ECDEU Assessment Manual Psychopharmacology, Rev. Ed. Rockville, Maryland, pp 223–244

National Institute of Mental Health (1976) 033 TWIS. TESS Write-In Scale. In: Guy W (ed) ECDEU Assessment Manual for Psychopharmacology, Rev. Ed. Rockville, Maryland, pp 341–345

Oswald WD, Matejcek M, Lukaschek K, Dennler HJ, Oswald B (1982) Über die Relevanz psychometrisch operationalisierter Therapie-Effekte bei der Behandlung altersbedingter Insuffizienzerscheinungen des Gehirns am Beispiel des Nürnberger-Alters-Inventars. Arzneimittelforsch 32(1):584–590

Oswald WD, Fleischmann UM (1983a) The Nuremberg Gerontopsychological Inventory as a Psychometric Assessment in Aging brain. In: Agnoli A, Crepaldi G, Spano PF, Trabucchi M (eds) Aging, vol 23: Aging brain and ergot alkaloids. Raven Press, New York, pp 121–130

Oswald WD, Fleischmann UM, Keuchel I (1983b) Psychometrics in the treatment of ischemic cerebrovascular diseases. Eur Neurol 22(Suppl 1):61–67

Oswald WD, Fleischmann UM (1986) Nürnberger Altersinventar NAI. Eigenverlag, Erlangen

Zimmer R, Kurz A, Lauter H (1987) Zur klinischen Relevanz nootroper Effekte. In: Coper H, Heimann H, Kanowski S, Künkel H (Hrsg) Hirnorganische Psychosyndrome im Alter, Bd III. Springer, Berlin Heidelberg New York Tokyo, pp 54–61

Wirksamkeit und therapeutische Relevanz von Nimodipin bei primär degenerativer Demenz und Multiinfarkt-Demenz

W. M. Herrmann und K. Stephan

Vorbemerkung: Standardprobleme bei der Beurteilung der Wirksamkeit und therapeutischen Relevanz von Arzneimitteln bei der Behandlung seniler Demenzen

Die noch immer verbreitete Skepsis gegenüber dem therapeutischen Nutzen von Arzneimitteln bei der Behandlung seniler Demenzen rührt teilweise allein daher, daß bei einem großen Teil der bislang durchgeführten klinischen Prüfungen Patienten mit eher unspezifischen Einschlußdiagnosen teilnahmen. Meist handelte es sich dabei um die Diagnose hirnorganisches Psychosyndrom.

Nach wie vor ist nicht hinreichend geklärt, warum eine Reihe von chemisch höchst unterschiedlichen Substanzen, die oft als Gruppe der Nootropika zusammengefaßt werden (Amaducci et al. 1990; Coper et al. 1987; Herrmann u. Stephan 1991a), im einzelnen zumindest ansatzweise Wirkungen auf Leitsymptome seniler Demenzen zeigen, und das bei dementiellen Erkrankungen von höchst unterschiedlicher Ätiologie. Das Ausmaß der in den jeweiligen klinischen Prüfungen beobachteten Wirkung hängt deutlich vom Schweregrad der Erkrankung ab (z. B. Herrmann u. Stephan 1991b). So ist eine Beurteilung von Wirksamkeitsunterschieden zwischen einzelnen Präparaten in bezug auf diagnostische Untergruppen wie PDD und MID ohne Berücksichtigung des jeweiligen Schweregrades der Erkrankung kaum möglich.

Eine umfassende, interdisziplinäre Differentialdiagnose in jedem Einzelfall einer senilen Demenz ist zwar ein erstrebenswertes Ziel (Bergener 1989), für die klinische Routine und ärztliche Praxis aber bislang noch zu aufwendig und kostspielig. In dieser Situation wäre es hilfreich, wenn sich die Ärzte bei der Behandlung ihrer Patienten mit den klinischen Symptomen einer senilen Demenz darauf verlassen könnten, daß ein Arzneimittel auch bei *unterschiedlicher* Ätiologie der Erkrankung gleichermaßen Aussicht für eine therapeutische Wirksamkeit bietet.

In der klinischen Prüfung des zerebral wirksamen Kalziumantagonisten Nimodipin (Fischhof et al. 1989) wurde bei der Auswahl der Patienten zwischen PDD und MID unterschieden. Die Schwierigkeiten bei der Erstellung von relativ eindeutigen Einschlußdiagnosen für klinische Studien sind erheblich. Ein großer Aufwand mit apparativen neurologisch-neurophysiologischen sowie klinisch-psychologischen Meßverfahren erhöht die Wahrscheinlichkeit, daß ein Großteil der Patienten korrekt unter konventionelle diagnostische Kategorien subsumiert wird. Dennoch können mit noch so erheblichem Meßaufwand nicht ausschließlich „garantiert richtige" Diagnosen erstellt werden; denn grundlegende nosologische Probleme der Demenz sind nicht auf der Meßebene zu klären (Bergener 1989).

Hirnleistungsstörungen im Alter
Hrsg.: Hans-Jürgen Möller
© Springer-Verlag Berlin Heidelberg

In den Empfehlungen der Europäischen Konsensuskonferenz zur klinischen Prüfung von Nootropika (Amaducci et al. 1990) wird auf die *Computertomographie (CT)* als unverzichtbare Meßmethode zu Differentialdiagnose von PDD und MID verwiesen. Noch sicherer, als die im CT-Scan beobachtbaren morphologischen Veränderungen einer bestimmten klinisch-deskriptiven Diagnose zugeordnet werden können, läßt die Voraussetzung, daß überhaupt morphologische Veränderungen zu erkennen sind, auf einen gewissen Schweregrad der jeweiligen dementiellen Erkrankung schließen (Erkinjuntti 1987; Erkinjuntti et al. 1987).

Dies trifft in noch höherem Maße auf funktionelle Veränderungen zu, die mit dem konventionellen *Elektroenzephalogramm (EEG)* erfaßt werden können. Auch mit quantitativen bzw. rechnergestützten EEG-Analysen gelang es bislang vorwiegend nur, senile Demenz von normalen Alterungsprozessen und/oder Depression zu differenzieren (Buchwald et al. 1989; Prinz u. Vitiello 1989; Brenner et al. 1986; Coben et al. 1985; Coben et al. 1983). Das EEG trägt nicht wesentlich zur Differentialdiagnose PDD versus MID bei. Jedoch kann das klinische EEG bei der Entscheidung über den Einfluß von Patienten in solche Studien Anhaltspunkte für die Organizität eines dementiellen Syndroms liefern und dazu dienen, im Vorfeld einer klinischen Prüfung beim einzelnen Patienten (Über-)Erregbarkeit bzw. Anfallsneigung eventuell auszuschließen.

Des weiteren ist Hirnatrophie ein durchaus dehnbarer Begriff, und deutliche Funktionsveränderungen im EEG ergänzen – hinsichtlich des Schweregrades eines dementiellen Syndroms – sowohl den CT-Befund, als auch die Fremdbeurteilungen der Patienten mit klinischen Skalen und deren Ergebnisse in Konzentrations- und Gedächtnistests. Letzteres ist insofern wichtig, als der Behandlungserfolg einer medikamentösen Behandlung von Hirnleistungsstörungen nach wie vor meist anhand von Unterschieden in klinischen Skalen und Tests beurteilt wird. Immerhin zeigen sich wenigstens moderate Korrelationen zwischen EEG-Parametern und der bislang in psychogeriatrischen Nootropika-Untersuchungen am häufigsten verwendeten klinischen Skala SCAG (Matejcek et al. 1986).

Neuerdings wird auf der Basis einer Vielzahl von placebokontrollierten Studien kaum mehr grundsätzlich bezweifelt, daß einige Arzneimittel bei Hirnleistungsstörungen – zumindest auf der Symptomebene – überhaupt nachweisbare Wirkungen zeigen. Die zunächst vorhandene generelle Skepsis (Coper u. Kanowski 1976) hat sich im Verlauf von etwa 15 Jahren Forschung und klinischer Prüfungen auf die jetzt in den Vordergrund gerückte Frage verlagert, ob die inzwischen für einige Präparate nachgewiesenen Wirkungen in den Bereich therapeutischer Relevanz hineinreichen.

Kürzlich wurde eine mittlere Veränderung um eine *halbe* Standardabweichung der Ausgangswerte als Minimalkriterium für therapeutische Relevanz vorgeschlagen (Kanowski et al. 1988, 1990). Für die folgende Betrachtung der therapeutischen Relevanz von Nimodipin wollen wir das Kriterium in Übereinstimmung mit Drachman (1989) höher, d. h. bei Verbesserungen um *eine* Standardabweichung vom Ausgangswert ansetzen. Seinen diesbezüglichen Vorschlag begründet Drachman (1989) damit, daß ein Mittelwertsunterschied von mindestens einer Standardabweichung einen biometrisch besonders verläßlichen Behandlungseffekt signalisiert.

Methodik

Einschluß- und Ausschlußkriterien

Grundsätzlich kamen für die Prüfung weibliche und männliche Patienten im Alter zwischen 50 und 85 Jahren in Frage, bei denen eine Demenzdiagnose nach DSM-III gestellt werden konnte. Die Abb. 1 zeigt den Entscheidungsbaum, der die speziellen, zusätzlichen *Einschlußkriterien* darstellt.

Einschluß-Entscheidungsprozedur

	Klinische Diagnose einer Demenz (DSM-III)		
Ausschluß < ja	Mindestens ein Befund fällt unter Ausschlußkriterien		ja > Ausschluß
Ausschluß < =5-6	≤ 4 Hachinski-Score ≥ 7		=5-6 > Ausschluß
Ausschluß < nein	SKT ≥ 9	SKT ≥ 9	nein > Ausschluß
Ausschluß < ja	Laboruntersuchungen indizieren Möglichkeit sekundärer Demenz	Laboruntersuchungen indizieren Möglichkeit sekundärer Demenz	ja > Ausschluß
Ausschluß < nein	EEG vereinbar mit PDD	EEG vereinbar mit MID	nein > Ausschluß
Ausschluß < nein	CT-Befund vereinbar mit PDD	CT-Befund vereinbar mit MID	nein > Ausschluß
Ausschluß < nein	SKT ≥ 9 nach Placebo-Washout	SKT ≥ 9 nach Placebo-Washout	nein > Ausschluß
	zufällige Verteilung als PDD-Patient auf NIM- oder PLA-Gruppe	zufällige Verteilung als MID-Patient auf NIM- oder PLA-Gruppe	

Abb. 1. Entscheidungsbaum für die Einschlußkriterien

Die *Ausschlußkriterien* sind der nachstehenden Liste zu entnehmen:

a) *Zu schwere oder primär andere ZNS-Erkrankung:* schwere Demenz mit völliger Desorientiertheit, Bewußtseinstrübung, alkoholische oder traumatische Demenzen, akute organische Psychosen (z. B. Delirium), Verdacht auf depressive Pseudodemenz, Epilepsie, apoplektischer Insult vor weniger als 6 Monaten, dementielle Erkrankungen im Zusammenhang mit M. Parkinson oder anderen neurologischen Erkrankungen.

b) *Andere organische Krankheiten und Funktionsstörungen:* dekompensierte Herz- oder Kreislaufinsuffizienz, schwere chronische pulmonale Erkrankungen mit dem Risiko einer zerebralen Hypoxie, nichtkompensierte Herzrhythmusstörungen, dekompensierter oder insulinpflichtiger Diabetes mellitus, Schilddrüsenerkrankungen, perniziöse Anämie, starke Dehydration.

c) *Erkrankungen und sensorische Funktionsstörungen, die keine adäquate Testdurchführung erlauben:* schwerwiegende Kommunikationsstörungen, mangelndes Testverständnis, Aphasie, Apraxie.

d) *Erkrankungen oder Begleitmedikationen, die ein Metabolisierungs- oder Arzneimittel-Interaktionsrisiko darstellen:* schwere gastrointestinale Störungen oder Leberinsuffizienz, RR syst. < 105 mmHg, Alkohol-, Medikamenten- oder Drogenabusus, Behandlung mit Nootropika, Behandlung mit anderen Kalziumantagonisten, Einnahme psychotroper Medikamente.

Prüfdesign, Medikation und organisatorischer Ablauf

Bei der doppelblinden, placebokontrollierten Studie sollten *stationäre* Patienten im Rahmen einer nach PDD und MID stratifizierten Randomisierung so den *parallelen* Behandlungsgruppen zugeordnet werden, daß den jeweils avisierten ca. 60 Patienten eines Stratums (PDD und MID) zur Hälfte Nimodipin (30 mg t. i. d./Tabletten) oder (identisch aussehendes) Placebo appliziert werden konnte (Abb. 2). Nach einer 4wöchigen einfachblinden Placebo-Auswaschphase wurden die Patienten 3 Monate lang mit Verum oder Placebo behandelt (Abb. 3).
Die Prüfung wurde am Psychiatrischen Krankenhaus Baumgartner der Stadt Wien sowie dem Pflegeheim der Stadt Wien-Lainz durchgeführt.

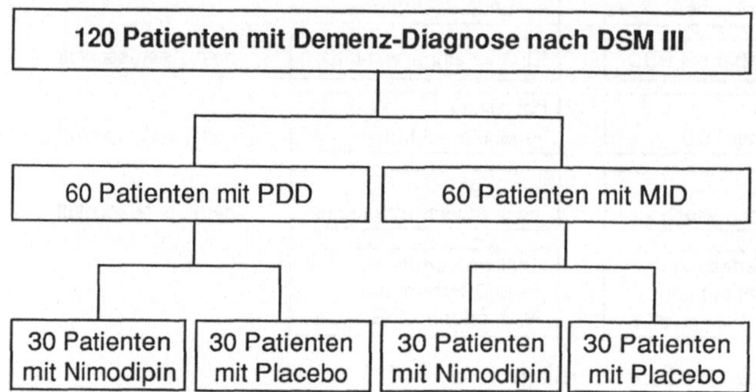

Abb. 2. Geplante Verteilung der Patienten auf die diagnostischen Untergruppen PDD und MID, die je zur Hälfte mit Nimodipin oder Placebo behandelt werden sollten

Prüftage	Placebo-Auswasch-Phase (einfachblind)		Nimodipin vs. Placebo (doppelblind)	
	1 Monat		3 Monate	
	▲	▲	▲	▲
	I	II	III	IV
	nach Screening	Baseline	nach 6 wöchiger Behandlung	nach 12 wöchiger Behandlung

Abb. 3. Ablaufschema der klinischen Phase-III-Prüfung

Meßinstrumente: Ziel- und Begleitparameter

Nach den geriatrischen, neurologischen, internistischen und labormedizinischen Voruntersuchungen im Rahmen des Screenings wurde der Schweregrad der Erkrankung am ersten Prüftag mit deutschen Adaptationen der *Global-Deterioration-Skala (GDS)* nach Reisberg et al. (1982) sowie der *Mini-Mental-State-Examination (MMSE)* nach Folstein et al. (1975) eingestuft.

Als Zielvariablen für eine *konfirmatorische* statistische Analyse (Abt 1983, 1987; vgl. dazu S. 85 f.) wurden die Gesamt-Scores der Skala *Sandoz Clinical Assessment Geriatric (SCAG)* (Version: CIPS 1986) und des *Syndrom-Kurztests (SKT)* von Erzigkeit (1986) ausgewählt.

Das ärztliche Globalurteil über den Krankheitsstatus vor Beginn der Behandlung und Veränderungen im Verlauf der Behandlung wurde mittels der Skala *Clinical Global Impression (CGI)* in der Version CIPS (1986) dokumentiert und deskriptiv ausgewertet.

Mit der Auswahl dieser Meßinstrumente wurde die Forderung erfüllt, daß die Evaluierung von Arzneimittelwirkungen bei dementiellen Erkrankungen auf verschiedenen, voneinander unabhängigen Beobachtungsebenen vorgenommen werden soll (vgl. z. B. Kanowski et al. 1988, 1990). In diesem Fall handelt es sich um Fremdbeurteilungen der klinischen Symptomatik des Patienten auf der psychopathologischen Ebene durch einen Arzt mit der CGI-Skala. Die Verhaltensbeobachtung mit der SCAG-Skala wurde seitens eines klinischen Psychologen vorgenommen. Mit den Testergebnissen im SKT wurden Daten auf der Leistungsebene gewonnen.

Die Erhebung der klinisch-medizinischen sowie der klinisch-psychologischen Parameter wurde für alle Patienten jeweils von einer Ärztin und einer Psychologin vorgenommen.

Vor Beginn und am Ende der Prüfung wurden *Blutdruck, Puls und Laborwerte* erhoben. Über den gesamten Zeitraum der Prüfung wurden *unerwünschte Arzneimittelwirkungen* (UAW) standardisiert mit dem Bogen DOTES (CIPS 1986) sowie in freier Form mit dem Bogen TWIS (CIPS 1981) abgefragt und dokumentiert.

Biometrische Planung und Prüfstrategie

Die nach diagnostischen Untergruppen (PDD versus MID) stratifizierte zufällige Zuordnung der Patienten zu den beiden Behandlungsgruppen wurde in Blöcken zu jeweils 4 Patienten vorgenommen. Es wurden Unterschiede zwischen unabhängigen, parallelen Behandlungsgruppen in den Veränderungen vom Ausgangswert am Ende der (4wöchigen, einfachblinden) Placebo-Auswaschphase zum Ende der 3monatigen Behandlung hin gemessen. Für den Zeitpunkt des Prüfungsbeginns sollte die Verteilung der Patienten gemäß demographischer und anamnestischer Daten auf die beiden Behandlungsgruppen untersucht werden, um eine Vergleichbarkeit der Ausgangssituationen zu überprüfen.

In die *konfirmatorische statistische Analyse* (Abt 1987) wurden die Veränderungen der Gesamtscores von SCAG und SKT zwischen Ende der Baseline und

Ende der 3monatigen Behandlungsphase einbezogen. Das Irrtumsrisiko erster Art wurde auf $\alpha = 0{,}05$ festgelegt. Da konfirmatorische Hypothesentests für zwei Beobachtungsebenen, klinische Symptomatik (SCAG) und Aufmerksamkeits- bzw. Gedächtnisleistungen (SKT) durchgeführt werden sollten, gilt jeweils $\alpha = 2{,}5\%$. Das (β-)Risiko zweiter Art sollte für eine auf 4 SKT-Punkte festgesetzte Differenz nicht mehr als 10% betragen. Die Normtabelle für den SKT (Erzigkeit 1986) ordnet Testwertbereiche von jeweils 4 Punkten verschiedenen Schweregraden einer „zerebralen Insuffizienz" im Sinne eines „organischen Psychosyndroms" zu. Dabei entsprechen z. B. 9 bis 13 Punkte einem leichten, 19 bis 23 Punkte einem schweren organischen Psychosyndrom.

Die Streuung der SKT-Werte konnte anhand der Ergebnisse aus früheren Studien (vgl. S. 85) auf 5,5 bis 6,5 Punkte geschätzt werden. Dies erfordert (für $\alpha = 2{,}5\%$ und $\beta = 10\%$) bei parametrischen t-Tests eine Stichprobengröße von maximal $n = 55$ pro Gruppe. Der geplante/eingesetzte nichtparametrische Wilcoxon-Test (Streitberg u. Röhmel 1984) hat gegenüber dem t-Test eine relative Trennschärfe von 95%. Somit mußten etwa 60 Patienten pro Behandlungsgruppe eingeschlossen werden. Da mit Drop-outs während des Prüfungsverlaufs gerechnet werden muß, dient ein Überschreiten dieser Fallzahl der Sicherheit, am Ende der Prüfung eine ausreichende Fallzahl zu haben. Beenden schließlich doch mehr Patienten die Prüfung regulär als für die biometrische Analyse geplant, muß dies bei Signifikanzwerten nahe der Grenze des festgesetzten Irrtumsrisikos erster Art (hier $\alpha = 2{,}5\%$) berücksichtigt werden.

Die *(Arbeits-)Hypothesen für die konfirmatorischen Tests* lauteten:
- Die Ausprägung der klinischen Symptomatik gemäß SCAG-Gesamtscore bildet sich unter Nimodipin stärker zurück als unter Placebo;
- im SKT verringern sich die Punktwerte als Ausdruck des Schweregrades von Aufmerksamkeits- und Gedächtnisstörungen unter Nimodipin in höherem Maße als unter Placebo.

Deskriptiv wurden folgende Erwartungen getestet:
- Der klinische Globaleindruck (CGI) verbessert sich unter Nimodipin stärker als unter Placebo;
- die behandlungsbedingten Unterschiede gemäß SCAG, SKT und CGI variieren nicht in Abhängigkeit von den diagnostischen Untergruppen PDD und MID.

Ergebnisse

Stichprobencharakteristika und Dokumentation der Drop-outs

Von 228 voruntersuchten Patienten erfüllten 144 (116 Frauen und 28 Männer) die Einschlußkriterien (Abb. 4).

Die Gründe für Drop-outs sind in der Tabelle 1 dargestellt.

Für die am ersten Prüftag erhobenen Meßwerte zeigten sich weder in den demographischen und anamnestischen (Tabelle 2) noch in den Ziel- und Begleitvariablen relevante Unterschiede zwischen den Behandlungsgruppen.

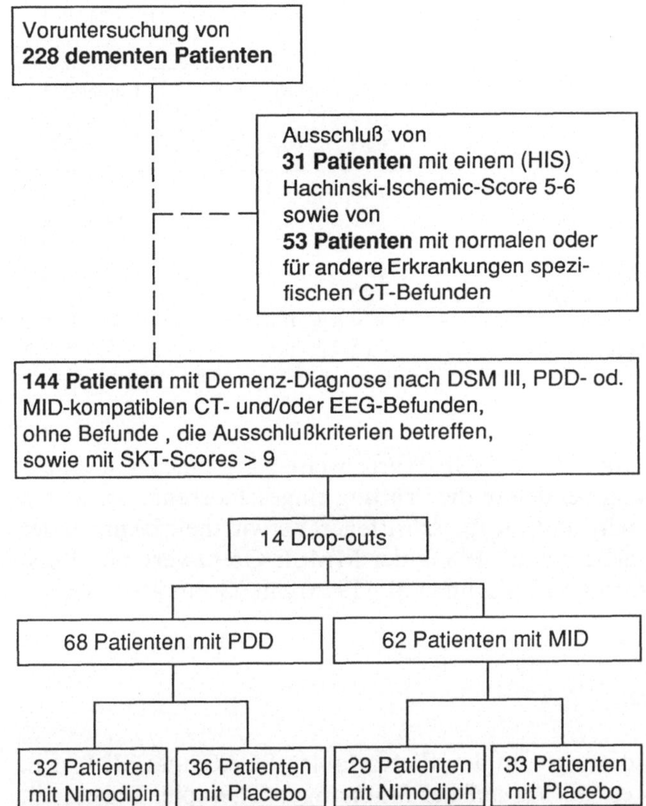

Abb. 4. Verteilung der in die klinische Prüfung eingeschlossenen auf die diagnostischen Untergruppen PDD versus MID sowie Behandlung mit Nimodipin versus Placebo

Tabelle 1. Drop-outs: Anzahl der Patienten und jeweilige Gründe für das vorzeitige Ausscheiden aus der Studie

	Nimodipin n = 61		Placebo n = 69	
	PDD n = 32	MID n = 29	PDD n = 36	MID n = 33
Unerwünschte Arzneimittelwirkungen	1	4	1	1
Verschlechterung des Allgemeinzustands	2	1	–	–
Entlassung aus stationärer Behandlung	2*	–	–	–
Fehlende Compliance/Widerruf der Einwilligung	–	–	1	1
$\Sigma = 14$	5	5	2	2

* Ein Patient wurde während der Placebo-„Auswasch"-Phase in eine andernorts von Angehörigen verfügbar gemachte häusliche Betreuung entlassen; ein anderer wurde nach 10 Wochen Nimodipin-Behandlung nach Hause entlassen

Tabelle 2. Demographische und anamnestische Daten; Mittelwerte ± Standardabweichungen

		Nimodipin (n = 61) 49 F/12 M	Placebo (n = 69) 54 F/15 M
Geschlecht (Frauen/Männer)			
Körpergröße (cm)		163,2 ± 3,9	162,2 ± 3,9
Körpergewicht (kg)		61,0 ± 12,1	60,5 ± 11,1
Alter (Jahre)		77,5 ± 4,7	78,7 ± 3,2
Blutdruck	systolisch	139 ± 14	143 ± 16
	diastolisch	82 ± 4	82 ± 6
GDS Global Deterioration Scale		4,8 ± 0,8	4,7 ± 0,9
MMSE Mini-Mental State Examination		15,4 ± 3,4	15,2 ± 3,8

Sowohl die GDS- als auch die MMSE-Werte weisen auf einen relevanten Schweregrad der Erkrankung bei den in die Prüfung eingeschlossenen Patienten hin. Das GDS-Stadium 5 wird mit „fortgeschrittener Verwirrtheit/beginnender Demenz" umschrieben (Reisberg et al. 1982); der MMSE-Grenzwert zur altersgemäßen Normalität hin wird von Folstein et al. (1975) mit 23 Punkten angegeben.

Therapeutische Wirksamkeit

Die Abb. 5 zeigt die Veränderungen in den Zielvariablen SCAG und SKT, d. h. den jeweiligen Gesamtscores, im Verlauf der 3monatigen Therapie. Dargestellt sind die Mittelwerte und Standardabweichungen der Behandlungsgruppen zu jeweils vier Meßzeitpunkten über eine Prüfungsdauer von insgesamt 4 Monaten.

In Tabelle 3 sind die entsprechenden p-Werte für den Vergleich des Ausmaßes der jeweiligen Veränderung zwischen den Gruppen zu entnehmen. Beide konfirmatorischen p-Werte sind signifikant ($p_c < 0,01$). Deskriptive p-Werte $< 0,05$ (nicht in Tabelle 3 aufgenommen) für die in Abb. 5 auch schon nach 6wöchiger Therapie sichtbaren Effekte weisen darauf hin, daß bereits früher als erst nach 3 Monaten Verbesserungen zu erwarten sind.

Weiterhin ist Tabelle 3 zu entnehmen, daß kaum ein Unterschied im Ausmaß der therapeutischen Wirkungen von Nimodipin zwischen den beiden diagnostischen Untergruppen (PDD und MID) zu verzeichnen war.

In Tabelle 4 ist die Häufigkeitsverteilung von Respondern und Nonrespondern nach Maßgabe des ärztlichen Globaleindrucks (CGI) dargestellt. Dabei wird zusätzlich auch zwischen geringfügigen und erheblichen Zustandsverbesserungen unterschieden. In absoluten Zahlen hat sich unter Nimodipin-Behandlung das klinische Bild von 47 Patienten verbessert – gegenüber 10 Patienten unter Placebo. Darüber hinaus hat sich der klinische Globaleindruck unter Placebo bei 18 Patienten etwas verschlechtert, unter Nimodipin nur bei 3 Patienten. Am Ende der Prüfung wurden 24 Patienten nach Nimodipin-Behandlung als „Grenzfall psychiatrischer Erkrankung" oder „nur leicht krank" eingestuft; zu Beginn der Prüfung war eine solche geringe Symptomatik nur für 5 Patienten der

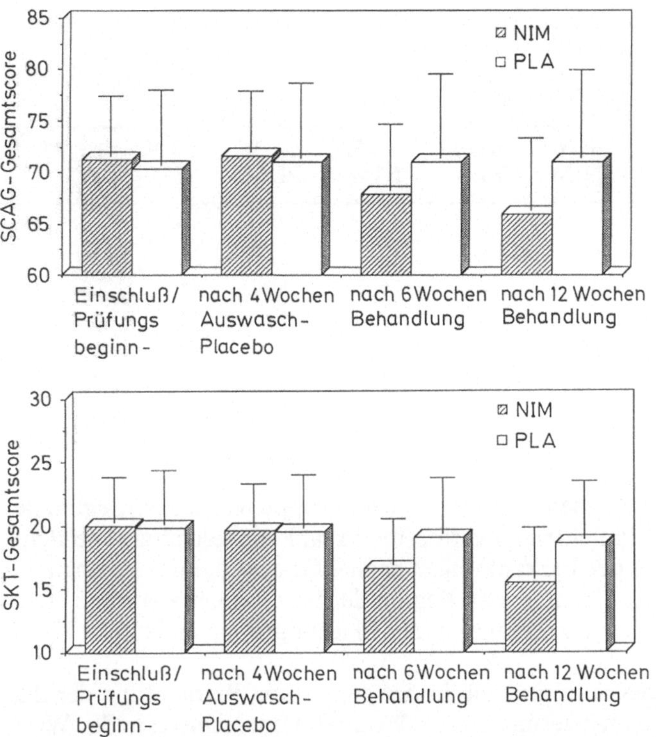

Abb. 5. Wirkungen von Nimodipin auf den Schweregrad der klinischen Symptomatik (SCAG) sowie das Ausmaß von Konzentrations- und Gedächtnisstörungen (SKT). Dargestellt sind die Mittelwerte und Standardabweichungen der Gesamt-Scores im Verlauf einer 3monatigen Behandlung. Der Schweregrad der klinischen Symptomatik (SCAG) und das Ausmaß der Konzentrations- und Gedächtnisstörungen (SKT) verringerten sich unter Nimodipin deutlich, während sich unter Placebo praktisch keine Veränderung zeigte. Siehe Tabelle 3 zur statistischen Signifikanz der Behandlungsunterschiede

Tabelle 3. SCAG und SKT: Mittelwerte $\pm$ Standardabweichungen aller Patienten in den beiden Behandlungsgruppen (NIM: n = 61; PLA: n = 69) im Vergleich zu den diagnostischen Untergruppen PDD (n = 68/NIM: PLA = 32:36) und MID (n = 62/NIM: PLA = 29:33) innerhalb der Behandlungsgruppen

	Nimodipin			Placebo			Prä-post-Differenzen NIM versus. PLA[a]		
	Alle	PDD	MID	Alle	PDD	MID	Alle	PDD	MID
SCAG									
prä	72 ± 6	71 ± 5	72 ± 6	71 ± 7	72 ± 7	70 ± 7	$p_c<0{,}01$	$p_d<0{,}01$	$p_d<0{,}05$
post	66 ± 7	66 ± 7	66 ± 7	71 ± 8	72 ± 9	70 ± 8			
SKT									
prä	20 ± 3	19 ± 3	20 ± 3	20 ± 4	20 ± 4	19 ± 5	$p_c<0{,}01$	$p_d<0{,}01$	$p_d<0{,}05$
post	15 ± 4	15 ± 4	16 ± 4	19 ± 5	19 ± 5	18 ± 4			

PDD = primär degenerative Demenz/MID = Multi-Infarkt-Demenz
[a] Mann-Whitney U-Test (einseitig)

Tabelle 4. CGI: Gesamtbeurteilung der Veränderungen des Krankheitsbildes der Patienten von Beginn zum Ende der Studie; relative Häufigkeit in Prozent

	PDD+MID		PDD		MID	
	n = 61 NIM	n = 69 PLA	n = 32 NIM	n = 36 PLA	n = 29 NIM	n = 33 PLA
Zustand ist (in%)						
Sehr viel besser	11	1	19	3	3	–
Viel besser	33	4	25	6	41	3
Nur wenig besser	33	9	31	3	34	15
Unverändert	18	59	19	64	17	55
Etwas schlechter	5	26	6	25	3	27
Viel schlechter	–	–	–	–	–	–

Nimodipingruppe zu verzeichnen. Aus der Placebogruppe wurden zu Beginn der Prüfung 10, am Ende 12 Patienten so geringfügig krank eingeschätzt. Die Beurteilung des Schweregrades der Erkrankungen nach CGI geht damit also auch mit den GDS-Einstufungen konform, die zu Beginn der Studie ebenfalls einen etwas geringeren Schweregrad der Erkrankung in der Placebogruppe andeuten (Tabelle 1).

Bei den CGI-Ergebnissen zeigen sich in der getrennten Betrachtung der diagnostischen Untergruppen wiederum keine relevanten Unterschiede in der Wirksamkeit von Nimodipin; vielmehr sind für die CGI-Variable „Veränderung des klinischen Bildes" nach 3monatiger Behandlung deskriptive p-Werte <0,01 für Nimodipin versus Placebo sowohl bei MID als auch bei PDD festzustellen.

Verträglichkeit von Nimodipin

Auch bei einem primär zerebral aktiven Calziumantagonisten wie Nimodipin (Langley u. Sorkin 1989; Traber u. Gispen 1989), wirft die Substanzcharakterisierung durch diesen Wirkmechanismus die Frage auf, wie stark die peripheren Blutdruckwirkungen bei einer Dosis von 30 mg Nimodipin t. i. d. sind.

In Tabelle 5 ist die Häufigkeitsverteilung des Blutdruckverhaltens in den beiden Behandlungsgruppen im Verlauf der 4monatigen klinischen Prüfung dargestellt. Ob der Blutdruck beim einzelnen Patienten im Verlauf dieser klinischen Prüfung etwas anstieg oder abfiel, hing weit mehr mit dem jeweiligen Ausgangsniveau zusammen als mit der jeweiligen Behandlung. Systolische Werte unter 115 mmHg wurden auch am Ende der Studie in keinem Fall gemessen. Der weiteste Blutdruckabfall (170/80 auf 115/70 mmHg) wurde im übrigen bei einem Patienten unter Placebo registriert und führte zum vorzeitigen Ausscheiden aus der Prüfung. Die Extremfälle von Blutdrucksenkungen bei den 130 Patienten, die bis zum Ende in der Prüfung verblieben, waren 160/90 auf 130/85 (ein Patient) unter Nimodipin und 165/90 auf 140/85 (ein Patient) unter Placebo.

Die begleitende Kontrolluntersuchung des Blutdruckverhaltens führte mithin zu dem Ergebnis, daß bei oraler Gabe von 30 mg Nimodipin t. i. d. Wirkungen

Tabelle 5. Anzahl der Patienten mit Blutdruckveränderungen vom Beginn der einmonatigen Placebo-Auswasch-Phase zum Ende der dreimonatigen Behandlungsphase. Die gemessenen Werte wurden praxisüblich aufgerundet

Systolisch	mm Hg	Nimodipin	Placebo
Anstieg um	20	0	5
	10	5	14
	5	0	5
Unverändert	±0	7	9
Senkung um	5	1	1
	10	23	18
	15	5	4
	20	17	12
	25	2 (a)	1 (b)
	30	1 (c)	0
		$\Sigma = 61$	$\Sigma = 69$

Prä-Werte [mmg Hg]: (a) 165, 170; (b) 165; (c) 160

Diastolisch	mmHg	Nimodipin	Placebo
Anstieg um	15	0	3
	10	2	6
	5	4	9
Unverändert	±0	27	41
Senkung um	5	20	6
	10	7	4
	15	1 (d)	0
		$\Sigma = 61$	$\Sigma = 69$

Prä-Wert: (d) 90 mm Hg

auf den Blutdruck auch bei detaillierter Betrachtung der Daten einzelner Patienten uneingeschränkt als *klinisch unbedenklich* zu beurteilen sind.

Die in Tabelle 6 zusammengefaßten Häufigkeiten der in beiden Behandlungsgruppen vom untersuchenden Arzt notierten Beschwerden liegen im Bereich des aus der Literatur für Nimodipin bekannten Nebenwirkungsspektrums (Langley u. Sorkin 1989). Blutdruckverminderungen bzw. -schwankungen und Schwindelgefühl, Appetitlosigkeit, Übelkeit/Erbrechen, aber auch Zeichen für (Über-)Erregung waren in der Nimodipingruppe häufiger zu beobachten als bei den Placebopatienten. Insgesamt wurden in der vorliegenden Studie unter Nimodipin im Vergleich zur Placebobehandlung etwas mehr als doppelt so häufig Begleitsymptome berichtet.

Insbesondere die Art und Anzahl der unter Placebobehandlung dokumentierten Beschwerden deuten an, daß die Abfrage mit vorgegebenen Listen die Vielfalt und Häufigkeit der insgesamt registrierten unerwünschten Arzneimittelwirkungen beeinflussen kann.

Tabelle 6. Unerwünschte Arzneimittelwirkungen: Anzahl der Beschwerden, bei deren Auftreten der untersuchende Arzt einen Zusammenhang mit einer medikamentösen Behandlung für möglich hielt. Symptome, die während der 3monatigen Behandlungszeit bei einzelnen Patienten mehrmals auftraten, wurden nicht mehrfach gezählt; jedoch sind die Beschwerden der 14 Drop-outs miterfaßt

	Nimodipin n = 61	Placebo n = 69
Blutdrucksenkung/ -schwankungen	12	4
Schwindelgefühl	14	8
Schwäche	3	0
Erregung/Agitation	4	1
Übelkeit/Erbrechen	8	2
Appetitlosigkeit	5	0
Magendruck/-schmerzen	2	0
Depressive Stimmung	–	2
Kopfschmerzen	2	0
Andere Symptome	9	9
Summe der Beschwerden	59	26

Wirksamkeit und therapeutische Relevanz von Nimodipin in der Indikation senile Demenz

Für die Indikation senile Demenz stand bislang kein anerkanntes Standardpräparat zur Verfügung (Amaducci et al. 1990). Der Wirksamkeitsnachweis für Nimodipin wurde in der hier diskutierten prospektiven, randomisierten, doppelblinden und placebokontrollierten klinischen Prüfung (Fischhof et al. 1989) im Rahmen einer konfirmatorischen statistischen Analyse (Abt. 1983, 1987) erbracht. In der Behandlungsgruppe mit Nimodipin 30 mg t. i. d. waren nach 3 Monaten Behandlung eine geringere Ausprägung der dementiellen Symptomatik geriatrischer Patienten in dem Ausmaß zu beobachten, wie dies mit den Zielvariablen SCAG- und SKT-Gesamtscore erfaßt werden kann. In deutlichem Gegensatz dazu blieben in der parallelen Placebogruppe die klinische Symptomatik und die Beeinträchtigung der Gedächtnis- und Konzentrationsleistungen praktisch unverändert.

Da zu Beginn der Behandlungen mit Nimodipin versus Placebo kein relevanter Unterschied zwischen den parallelen Behandlungsgruppen vorhanden war, sind die in dieser Studie beobachteten Behandlungsunterschiede uneingeschränkt als medikamentös bedingt zu interpretieren. Mit der im Rahmen einer konfirmatorisch-statistischen Analyse vorgenommenen Adjustierung des Fehlers erster Art für zwei vorher definierte Zielvariablen (SCAG und SKT) wurde dabei das Irrtumsrisiko minimiert.

So wurde mit der hier dargestellten klinischen Prüfung die Wirksamkeit von Nimodipin in der Indikation senile Demenz demonstriert. Die deskriptivstatistische Auswertung der ärztlichen Globalbeurteilung der Zustandsveränderung der Patienten (CGI) zeigt eine statistisch signifikant bessere Wirkung von Nimodipin im Vergleich zu Placebo. Ebenfalls auf deskriptivem Niveau wurde geprüft, ob Unterschiede in der Wirksamkeit von Nimodipin in den diagnostischen Untergruppen der Patienten mit PDD und MID bestehen. Dies ist nach den vorliegenden Ergebnissen klar zu verneinen; vielmehr zeigte sich Nimodipin sowohl hinsichtlich der statistischen Signifikanz der Ergebnisse als auch in bezug auf das jeweilige Ausmaß des therapeutischen Erfolgs bei PDD und MID als gleichermaßen wirksam.

In den Zielparametern SCAG und SKT entsprach das mittlere Ausmaß der therapeutischen Wirkung unter Nimodipin jeweils einer Standardabweichung der Ausgangswerte (Tabelle 3). Therapeutische Wirkungen dieser Größenordnung sind für ein Arzneimittel zur Behandlung von Hirnleistungsstörungen im Alter überdurchschnittlich und als um so bedeutsamer zu erachten, je weniger – bei ansonsten gleicher Pflege und Zuwendung – Zustandsverbesserungen in einer parallelen Placebokontrollgruppe eintreten. Es ist nicht überraschend, daß bei Patienten, die sich schon in einem deutlich abgegrenzten frühen Demenzstadium mit dokumentierbaren morphologischen und funktionellen Korrelaten befanden, kein nennenswerter sog. Placebo-Effekt zu beobachten war. So demonstriert bei der untersuchten Patientenstichprobe dieser Studie nicht zuletzt auch das weitgehende Ausbleiben von Zustandsverbesserungen unter Placebo die therapeutische Relevanz der Verumbehandlung.

Die Ergebnisse der hier nach verschiedenen Gesichtspunkten kritisch diskutierten klinischen Prüfung sind zusammenfassend so zu bewerten, daß die Wirksamkeit von Nimodipin in einem therapeutisch relevanten Ausmaß sowohl bei primär degenerativer als auch bei Multi-Infarkt-Demenz nachgewiesen werden konnte. Nicht weniger wichtig wäre allerdings, schon bei frühen Manifestationen eines dementionellen Syndroms in der ambulanten Praxis medikamentös einzugreifen und die Patienten an der Grenze zum alterungsphysiologischen Normalbereich zu halten. So ergänzen sich klinische Studien an stationären und ambulanten Patienten notwendig bei einer Gesamtbewertung der therapeutischen Relevanz eines Arzneimittels für die Behandlung leichter und mittelschwerer Demenzen.

Zusammenfassung

An 130 stationären geriatrischen Patienten mit seniler Demenz (nach DSM-III) wurde Nimodipin in der oralen Dosis von 30 mg t. i. d. gegen Placebo mit einer Behandlungsdauer von 3 Monaten geprüft. Das Prüfdesign war prospektiv, randomisiert und doppelblind. Der Behandlung ging eine einmonatige Placebo-„Auswaschphase" voraus. In die Prüfung wurden nur Patienten eingeschlossen (103 Frauen, 27 Männer; Mindestalter: 65 Jahre), deren Differentialdiagnosen primär degenerative Demenz (PDD) oder Multiinfarkt-Demenz (MID) mit den jeweiligen EEG- und CT-Befunden vereinbar waren.

Für die Überprüfung der therapeutischen Wirksamkeit dienten die klinisch-psychologische Skala SCAG und der Konzentrations- und Gedächtnistest SKT als Zielvariablen einer konfirmatorischen statistischen Analyse. Unter Nimodipin-Behandlung waren deutliche therapeutische Wirkungen auf die klinische Symptomatik (SCAG) und die Funktionsdefizite in den Konzentrations- und Gedächtnisleistungen (SKT) der Patienten zu beobachten (jeweils p < 0,01). Die therapeutische Wirksamkeit von Nimodipin bestätigte sich auch im klinischen Globaleindruck (CGI) am Ende der klinischen Prüfung. Bei 44% der mit Nimodipin behandelten Patienten im Vergleich zu 5% der Placebo-Kontrollgruppe wurde das Krankheitsbild als „viel besser" und „sehr viel besser" beurteilt. Wenn leichte Verbesserungen des klinischen Bildes mitberücksichtigt werden, beträgt das Verhältnis der Therapie-Responder 77% (Verum) zu 14% (Placebo). In einer separaten Analyse der diagnostischen Untergruppen mit PDD und MID zeigte sich auf den verschiedenen Beurteilungs- und Meßebenen (SCAG, SKT; CGI) eine gleichermaßen ausgeprägte Wirksamkeit von Nimodipin bei PDD und MID.

Die Verträglichkeit der Prüfsubstanz war insgesamt gut. In Einzelfällen traten – auch unter Placebo – Blutdruckverminderungen auf, die wegen ihres geringen Ausmaßes als klinisch unbedenklich zu beurteilen sind.

Der Behandlungserfolg mit Nimodipin ist als therapeutisch relevant zu erachten, da zum einen nur Patienten an der Studie teilnahmen, bei denen vor der Behandlung schon morphologische Veränderungen objektiviert werden konnten; zum anderen entsprach das mittlere Ausmaß des therapeutischen Erfolgs trotz des schon fortgeschrittenen Krankheitsgrades der Patienten im Mittel einer Standardabweichung der Ausgangswerte in der klinischen Skala SCAG und des Konzentrations- und Gedächtnistest SKT.

Literatur

Abt K (1983) Significance testing of many variables. Neuropsychobiology 9:47–51

Abt K (1987) Descriptive data analysis: a concept between confirmatory and exploratory data analysis. Meth Inform Med 26:77–88

Amaducci L, Angst J, Bech P et al. (1990) Consensus Conference on the Methodology of Clinical Trials of „Nootropics", Munich, June 1989. Report of the Consensus Committee. Pharmacopsychiatry 23:171–175

Bergener M (1989) Future of psychogeriatrics: a multidisciplinary approach with applications for clinical practice. In: Bergener M, Reisberg B (eds) Diagnosis and treatment of senile dementia. Springer, Berlin Heidelberg New York Tokyo, pp 3–13

Brenner RP, Ulrich RF, Spiker DG, Sclabassi RJ, Reynolds III CF, Marin RS, Boller F (1986) Computerized eeg spectral analysis in elderly normal, demented and depressed subjects. Electroencephalogr Clin Neurophysiol 64:483–492

Buchwald JS, Erwin RJ, Read S, Lancker D van, Cummings JL (1989) Midlatency auditory evoked responses: differential abnormality of P1 in Alzheimer's disease. Electroencephalogr Clin Neurophysiol 74:378–384

CIPS Collegium Internationale Psychiatriae Scalarum (1981/86) Internationale Skalen für Psychiatrie, 2./3. Aufl. Beltz, Weinheim

Coben LA, Danziger WL, Berg L (1983) Frequency analysis of the resting awake EEG in mild senile dementia of Alzheimer type. Electroencephalogr Clin Neurophysiol 55:372–380

Coben LA, Danziger W, Storandt M (1985) A longitudinal EEG study of mild senile dementia of Alzheimer type: changes at 1 year and 2.5 years. Electroencephalogr Clin Neurophysiol 61:101–112

Coper H, Kanowski S (1976) Wirken Geriatrika? Arzneimittelforsch 26:1027–1028
Coper H, Herrmann WM, Woite A (1987) Psychostimulantien – Analeptika – Nootropika: Versuch einer Differenzierung von Arzneimitteln zur Behandlung von Hirnleistungsstörungen. Dtsch Ärztebl 84(7):B271–274
Drachman DA (1989) Risk vs. benefit. Paper presented at the FDA's Antidementia Drug Assessment Symposium, Rockville, Md. – Transcript: Department of Health and Human Services. Public, Health Service, Food and Drug Administration, Peripheral and Central Nervous System Drugs Advisory Panel, Antidementia Drug Assessment Symposium, vol II. Miller Reporting Co., Washington D.C., pp 157–172
Erkinjuntti T (1987) Differential diagnosis between Alzheimer's disease and vascular dementia: evaluation of common clinical methods. Acta Neurol Scand 76:433–442
Erkinjuntti T, Ketonen L, Sulkava R, Vuorialho M, Palo J (1987) CT in the differential diagnosis between Alzheimer's disease and vascular dementia. Acta Neurol Scand 75:262–270
Erzigkeit H (1986) Der Syndrom-Kurztest zur Erfassung von Aufmerksamkeits- und Gedächtnisstörungen. Vless, Vaterstetten
Fischhof P, Wagner G, Littschauer L et al. (1989) Therapeutic results with nimodipine in primary degenerative dementia and multi-infarct dementia. In: Bergener M, Reisberg B (eds) Diagnosis and treatment of senile dementia. Springer, Berlin Heidelberg New York Tokyo, pp 350–359
Folstein MF, Folstein SE, McHugh PR (1975) „Mini-Mental State": a practical method for grading the cognitive state of patients for the clinician. J Psychiat Res 12:189–198
Hachinsky VC, Iliff LD, Zilhka E et al. (1975) Cerebral blood flow in dementia. Arch Neurol 32:632–637
Herrmann WM, Stephan K (1991a) Geriatrika/Nootropika. In: Oswald WD, Herrmann WM, Kanowski S, Lehr UM, Thomae H (Hrsg) Gerontologie, 2. Aufl. Kohlhammer, Stuttgart, S 186–196
Herrmann WM, Stephan K (1991b) Efficacy and clinical relevance of cognition enhancers. Alzheimer Dis Assoc Disord 5, Suppl 1:S 7–12
Kanowski S, Fischhof P, Hiersemenzel R, Röhmel J, Kern U (1988) Wirksamkeitsnachweis von Nootropika am Beispiel von Nimodipin – ein Beitrag zur Entwicklung geeigneter klinischer Prüfmodelle. Z Gerontopsychol Gerontopsychiat 1:35–44
Kanowski S, Ladurner G, Maurer K, Oswald WD, Stein U (1990) Empfehlungen zur Evaluierung der Wirksamkeit von Nootropika. Z Gerontopsychol Gerontopsychiat 3:67–79
Langley MS, Sorkin EM (1989) Nimodipine: a review of its pharmacodynamic and pharmacokinetic properties, and therapeutic potential in cerebrovascular disease. Drugs 37:669–699
Matecjek M, Blasowitsch R, Schweingruber M, Abt K (1986) Some correlations in geriatric patients between EEG parameters and clinical status as evaluated using the observer-rated SCAG rating scale. A retrospective study. Neuropsychobiology 15:49–56
Prinz PN, Vitiello MV (1989) Dominant accipital (alpha) rhythm frequency in early stage Alzheimer's disease and depression. Electroencephalogr Clin Neurophysiol 73:427–432
Reisberg B, Ferris SH, DeLeon MJ, Crook T (1982) The Global Deterioration Scale for assessment of primary degenerative dementia. Am J Psychiatry 139:1136–1139
Shader RJ, Harmatz JS, Salzman C (1974) A new scale for clinical assessment on geriatric populations: Sandoz Clinical Assessment – Geriatric. J Am Geriat Soc 22:107–113
Streitberg B, Röhmel J (1984) Exact nonparametrics in APL. In: APL Conference 1984, Helsinki. ACM, New York, pp 313–325
Traber J, Gispen WH (eds) (1989) Nimodipine and central nervous system function: New Vistas. Schattauer, Stuttgart

Auswertung von verschiedenen psychometrischen Verfahren aus klinischen Studien mit Nimodipin

N. Schmage und J. Dycka

Einleitung

Der Wirksamkeitsnachweis von Arzneimitteln, die zur Behandlung von hirnorganisch bedingten Leistungsstörungen im Alter eingesetzt werden, müß sich auf verschiedene Beobachtungsebenen stützen, um die klinischen Effekte differenziert darzustellen (Kanowski et al. 1990). Die psychopathologische Beschreibung, die psychometrische Leistungsmessung und die Verhaltensbeurteilung lassen sich als voneinander unabhängige Beobachtungsebenen herausstellen. Unterteilt man die Verfahren nach ihrer Konstruktion, so werden im Rahmen klinischer Doppelblindstudien bei dieser Indikation hauptsächlich das globale Therapieurteil (Lehmann 1984), Fremdbeurteilungsskalen zur Erfassung der klinischen Symptomatik sowie Leistungstests zur Messung der kognitiven Leistungsfähigkeit zur Therapieverlaufskontrolle eingesetzt (Müller-Oerlinghausen et al. 1984; Kanowski u. Hedde 1986).

Die Wirksamkeit von Nimodipin konnte in klinischen Studien mit diesen Instrumenten klinischer Beobachtung auf den Ebenen des Gesamteindrucks, der Symptomatik (Einzelstörungen und Verhaltensaspekte) und der kognitiven Leistung nachgewiesen werden.

Datenmaterial

Nimodipin wurde in mehreren klinischen Studien bei Patienten mit Hirnleistungsstörungen im Alter geprüft, sowohl unter nichtkontrollierten Bedingungen als auch in Doppelblindstudien im Vergleich zu Placebo. Die folgende Übersicht berücksichtigt nur diejenigen Studien, die unter doppelblinden Prüfbedingungen durchgeführt wurden. Neben publizierten Studien (Dorn 1984; Fischhof et al. 1989; Held et al. 1985; Kanowski et al. 1988; Menazzi et al. 1985; Mikus et al. 1985) wurden auch unveröffentlichte Therapievergleiche berücksichtigt.

Nach der individuellen Auswertung der jeweiligen Einzelstudien wurden die Daten in eine klinische Datenbank überspielt, die in erster Linie für die Erfassung unerwünschter Arzneimittelwirkungen und die Dokumentation der Arzneimittelsicherheit angelegt ist, aber auch studienübergreifende Analysen von Wirksamkeitsparametern ermöglicht.

Der Datenpool umfaßt 12 Doppelblindstudien gegen Placebo an Patienten mit Hirnleistungsstörungen im Alter. Von diesen konnte in 2 Studien kein Wirkungsunterschied zwischen Nimodipin und Placebo festgestellt werden. 462 Pa-

Hirnleistungsstörungen im Alter
Hrsg.: Hans-Jürgen Möller
© Springer-Verlag Berlin Heidelberg 1991

Tabelle 1. Abschließende Therapiebeurteilung nach 2–4 Monaten Behandlung mit Nimodipin im Vergleich zu Placebo

Besserung	Nimodipin	Placebo
Sehr gut + gut	240	71
Mäßig + leicht	84	47
Keine + schlechter	89	302
Summe:	413	420

tienten wurden mit Nimodipin, 471 Patienten mit Placebo behandelt. Die Dauer der Behandlung betrug zwischen 8 und 16 Wochen. In 8 Doppelblindstudien erhielten die Patienten 3mal 30 mg Nimodipin oder Placebo. Im einzelnen wurden die Studien unter ambulanten oder stationären Bedingungen durchgeführt.

Jede Studie ist vorher individuell ausgewertet worden, wobei der Behandlungsvorteil von Nimodipin gegenüber Placebo in 10 Studien statistisch signifikant war.

Von allen verschiedenen individuellen Verfahren, die in den einzelnen Studien zur Anwendung kamen, waren am häufigsten das ärztliche globale Therapieurteil, eine ad hoc entwickelte Symptomenskala, die SCAG-Skala („Sandoz Clinical Assessment Geriatric" Scale) und der Zahlen-Verbindungs-Test (in der geriatrischen Version von Oswald, ZVT-G) vertreten (Schmage et al. 1989). Da mit diesen Instrumenten Aspekte der Symptomatik und der Leistung auf unterschiedlichen Beobachtungsebenen erfaßt wurden, erscheint es lohnenswert, die therapeutischen Ergebnisse studienübergreifend zusammenzufassen und darzustellen.

Abschließendes Therapieurteil

Nach einem Vorschlag von Lehmann (1984) kann das abschließende Arzturteil über den Behandlungserfolg am Ende einer Studie als verläßliche Methode angesehen werden, um Behandlungsunterschiede zwischen verschiedenen Behandlungsgruppen aufzudecken. Er empfiehlt, das abschließende Arzturteil vor anderen Verfahren als das hauptsächliche Erfolgskriterium zu verwenden.

Verbesserungen sind mit 78,4% (davon 58,1% mit den Ausprägungen „sehr gut" und „gut") unter Nimodipin deutlich häufiger repräsentiert, während unter Placebo bei 71,9% kein Effekt bzw. eine Verschlechterung erkennbar ist (Tabelle 1).

SCAG

Die SCAG-Skala erfaßt Beeinträchtigungen und Störungen kognitiver, affektiver, sozialer und somatischer Funktionen sowie der Antriebslage. Sie hat sich als geeignetes Instrument zur Verlaufsbeobachtung in Arzneimittelstudien erwiesen (Müller-Oerlinghausen et al. 1984; Kanowski u. Hedde 1986; Kanowski et al. 1990).

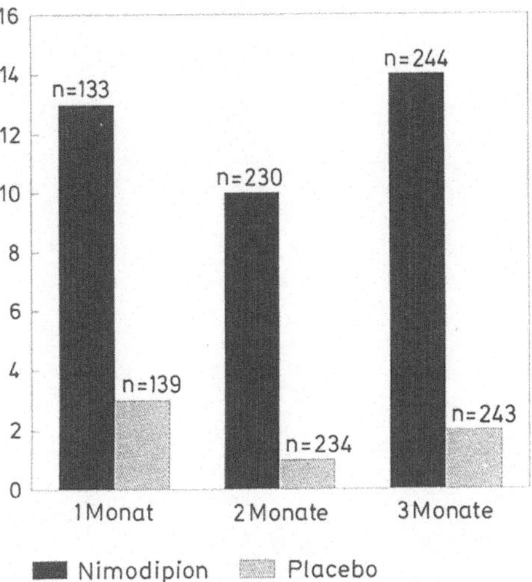

Abb. 1. SCAG-Summenscore: Differenzen zum Vorwert (Mediane) nach Behandlung mit Nimodipin (*schwarze Balken*) im Vergleich zu Placebo (*gestreifte Balken*)

Die SCAG-Skala wurde in 7 der 12 Doppelblindstudien verwendet. Die Unterschiede in den Summenscores im Vergleich zur Ausgangslage wurden nach 1-, 2- und 3monatiger Behandlung verglichen.

Die Abnahme des SCAG-Summenscores ist nach allen Behandlungsabschnitten unter Nimodipin deutlicher ausgeprägt als unter Placebo (Abb. 1).

ZVT-G

Der Zahlen-Verbindungstest in der modifizierten geriatrischen Form nach Oswald hat sich für gerontopsychiatrische Fragen als geeignetes Instrument erwiesen (Müller-Oerlinghausen et al. 1984; Kanowski u. Hedde 1986). Er gilt als Maß für die kognitive Leistungsgeschwindigkeit. Plausible Korrelationen bestehen zwischen Testleistung, Selbstbeurteilung und Persönlichkeitsbeurteilung (Oswald 1981).

Der Zahlen-Verbindungstest (ZVT-G) wurde in 7 der 12 Doppelblindstudien verwendet. Die Unterschiede der Leistungsergebnisse gegenüber der Ausgangslage nach 1-, 2- und 3monatiger Behandlung sind in der Abb. 2 dargestellt. Die Leistungsverbesserung (Verkürzung der Durchführungsdauer) ist nach allen Behandlungsabschnitten unter Nimodipinbehandlung deutlicher ausgeprägt als unter Placebo. Die Effekte werden mit zunehmender Behandlungsdauer deutlicher.

Weitere kognitive Leistungsaspekte

Bei studienübergreifenden Analysen von Einzelitems der SCAG-Skala und weiteren Symptomenskalen kam heraus, daß Gedächtnis- und Konzentrationsstörun-

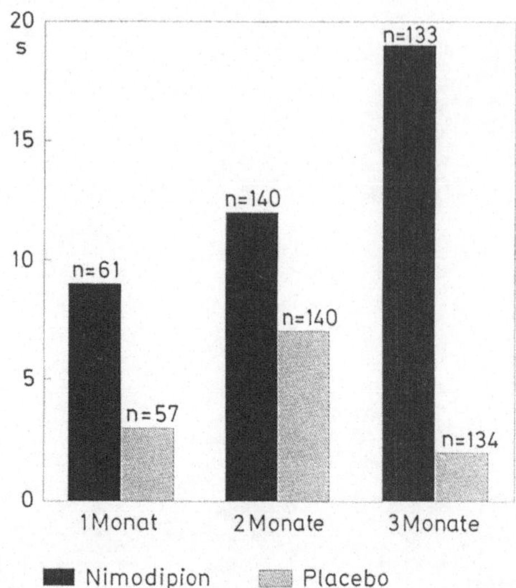

Abb. 2. ZVT-G-Zeiten: Differenzen zum Vorwert (Mediane) nach Behandlung mit Nimodipin (*schwarze Balken*) im Vergleich zu Placebo (*gestreifte Balken*)

gen sich unter Nimodipinbehandlung deutlicher verbessern als unter Placebo
(Schmage et al. 1989). Da es sich bei diesen Störungen um Kerncharakteristika
dementieller Syndrome handelt, ist einer Verbesserung durch die Behandlung besondere Bedeutung beizumessen. Neben der Erfassung auf einer symptomati-
schen Ratingskala sollten deshalb arzneimittelinduzierte Verbesserungen von
Gedächtnis- und Konzentrationsstörungen durch einen geeigneten Leistungstest
wie beispielsweise den Syndrom-Kurztest demonstriert werden. Dies ist in zwei
neueren Studien erfolgt (Kanowski et al. 1988; Fischhof et al. 1989).

Klinische Relevanz

Klare Übereinkunft darüber, wie die klinische Relevanz von Therapieergebnis-
sen bei Patienten mit Hirnleistungsstörungen operationalisiert werden könnte,
besteht bisher nicht (Kanowski et al. 1990). Eine der Lösungsmöglichkeiten, die
sich anbieten, besteht darin, bei der Beurteilung der klinischen Relevanz Bezug
auf eine klinische Schweregradskala zu nehmen.

In der Studie von Fischhof et al. (1989) wurde die Global Deterioration Scale
(Reisberg et al. 1982) zu Dokumentationszwecken bei der Patientenauswahl verwendet. Diese Skala beurteilt neben kognitiven Aspekten die Fähigkeit des Patienten, mit den Anforderungen des täglichen Lebens zurechtzukommen.

Für die folgenden Betrachtungen wurde untersucht, wie die SKT-
Screeningergebnisse mit den einzelnen Stadien der Global Deterioration Scale
(GDS) in Beziehung stehen. Aus der Lage der Mittelwerte und Mediane in Abhängigkeit von der Schweregradzuordnung sollen Anhaltspunkte für die Dimension klinisch relevanter Veränderungen abgeleitet werden. Die Schweregradzu-

Tabelle 2. Mittelwerte und Mediane der SKT-Summen-scores in Abhängigkeit von der GDS-Stadienzuordnung in der Studie von Fischhof et al. (1989)

GDS	n	Mittel	Median
3	12	$15,25 \pm 3,28$	15
4	48	$17,10 \pm 2,92$	17
5	53	$20,75 \pm 3,02$	21
6	31	$23,81 \pm 1,58$	24

SKT Syndrom-Kurztest; *GDS* Global Deterioration Scale

Tabelle 3. Mittelwerte und Mediane der SCAG-Summenscores in Abhängigkeit von der GDS-Stadienzuordnung in der Studie von Fischhof et al. (1989)

GDS	n	Mittel	Median
3	12	$59,58 \pm 3,90$	59,5
4	48	$65,88 \pm 3,29$	66,0
5	53	$72,94 \pm 3,59$	72,0
6	31	$77,84 \pm 3,40$	78,0

SCAG Sandoz Clinical Assessment Geriatric Scale; *GDS* Global Deterioration Scale

ordnung anhand der GDS-Skala wird zum Außenkriterium für die Interpretation von Wertebereichen des SKT-Gesamtscores.

Die Verteilung der SKT-Gesamtscorewerte in Abhängigkeit vom GDS-Stadium sind in Tabelle 2 wiedergegeben.

Der Abstand von einem GDS-Stadium zum anderen beträgt beim SKT-Gesamtscore etwa 3–4 Scorepunkte im Mittel oder im Median. Man muß berücksichtigen, daß Patienten mit einer Demenz, die dem GDS-Stadium 3 zugeordnet wurden, eher als schwerer kranke Patienten innerhalb dieser Einteilungskategorie anzusehen sind. Damit läßt sich die geringere Differenz zwischen GDS-Stadium 3 und 4 erklären.

In der Studie von Fischhof et al. (1989) reduzierte sich der mittlere SKT-Gesamtscore nach 12wöchiger Behandlung mit Nimodipin von 19,6 auf 15,5. Anhand der Interpretationstabelle, die Erzigkeit (1989) für den SKT angibt, entspricht diese Veränderung einer Stufe in der klinischen Schweregradeinteilung.

Der Unterschied von etwa 4 Scorepunkten entspricht aber auch der mittleren SKT-Gesamtscore-Differenz zwischen zwei aufeinanderfolgenden GDS-Stadien (ohne Berücksichtigung der geringeren Differenz zwischen den Stadien 3 und 4). Somit kann das erzielte therapeutische Ergebnis als klinisch relevant akzeptiert werden.

Auch für den SCAG-Summenscore läßt sich feststellen, daß das Ausmaß der Besserung angenähert dem mittleren Betrag entspricht, um den sich die SCAG-Summenscores zwischen zwei benachbarten GDS-Stadien unterscheiden (Tabelle 3). Der mittlere SCAG-Summenscore verringerte sich von 71,6 auf 65,9 (Fischhof et al. 1989).

Tabelle 4. SKT-Summenscore-Differenzen in Abhängigkeit von CGI-Zustandsänderungen nach 12wöchiger Behandlung (Nimodipin- und Placeboresultate zusammengefaßt) in der Studie von Fischhof et al. (1989)

Zustandsänderung	n	Mittel	Median
Sehr viel besser	8	$6,25 \pm 1,39$	6
Viel besser	23	$4,65 \pm 2,10$	5
Nur wenig besser	26	$3,85 \pm 2,51$	4
Unverändert	52	$0,96 \pm 2,03$	1
Etwas schlechter	21	$0,48 \pm 1,57$	0

SKT Syndrom-Kurztest; *CGI* Clinical Global Impressions

Tabelle 5. SCAG-Summenscore-Differenzen in Abhängigkeit von CGI-Zustandsänderungen nach 12wöchiger Behandung (Nimodipin- und Placeboresultate zusammengefaßt) in der Studie von Fischhof et al. (1989)

Zustandsänderung	n	Mittel	Median
Sehr viel besser	8	$9,88 \pm 1,81$	10
Viel besser	23	$6,96 \pm 2,12$	7
Nur wenig besser	26	$5,65 \pm 1,77$	6
Unverändert	52	$0,19 \pm 2,61$	0
Etwas schlechter	21	$-2,76 \pm 2,14$	-2

SCAG Sandoz Clinical Assessment Geriatric Scale; *CGI* Clinical Global Impressions

Zustandsänderungen im abschließenden Arzturteil über den Therapieerfolg sollten mit Änderungen in der Leistung und in der Symptomatik plausibel übereinstimmen. Anhand der Daten aus der Studie von Fischhof et al. (1989) wurde untersucht, welche mittleren Gesamtscore-Veränderungen im SKT und in der SCAG-Skala in Abhängigkeit von der Beurteilung der Zustandsänderung (CGI) beobachtet wurden (Tabellen 4 und 5). Hierzu wurden die Ergebnisse aus beiden Behandlungsgruppen zusammengefaßt. In der Studie wiesen 77% der Patienten unter Nimodipin Verbesserungen auf, während dies nur für 14% unter Placebo zutraf.

Sowohl zwischen SKT als auch zwischen der SCAG-Skala und der ärztlichen Globalbeurteilung des Therapieerfolges läßt sich ein plausibler Zusammenhang erkennen. Patienten, die sich bei der klinischen Beurteilung der Zustandsänderung verbessern, unterscheiden sich auf der Leistungs- und der Symptomenebene distinkt von denjenigen, die unverändert bleiben oder sich verschlechtern. Es ist erwähnenswert, daß in der Studie von Fischhof et al. (1989) die Verfahren SKT und SCAG von einem klinischen Psychologen angewendet wurden und ein Arzt die globale Therapiebeurteilung durchführte. Zwei unabhängige Untersucher kamen zu gleichgerichteten Resultaten bei der Erfassung des therapeutischen Effektes, was ebenfalls als ein Relevanzkriterium anzusehen ist (Kanowski et al. 1990).

Unerwünschte Arzneimittelwirkungen

Folgende unerwünschte Wirkungen können als typisch angesehen werden und treten unter Nimodipin häufiger auf als unter Placebo:

Wärme- oder Hitzegefühl, Hautrötung, Übelkeit, Kopfschmerzen, Herzfrequenzzunahme, Blutdrucksenkung (insbesondere bei erhöhter Ausgangslage).

Zusammenfassung

Nimodipin erwies sich in mehreren placebokontrollierten Doppelblindstudien bei Patienten mit Hirnleistungsstörungen im Alter als wirksam. Gestützt auf die Auswertung des Datenpools von 12 Doppelblindstudien mit insgesamt 933 Patienten, ließen sich die Therapieeffekte auf die Symptomatik im abschließenden Therapieurteil und mit Hilfe der SCAG-Beurteilungsskala nachweisen. Die Zunahme der kognitiven Leistungsfähigkeit war anhand der Resultate im Zahlenverbindungstest und im Syndrom-Kurz-Test (SKT) erkennbar. Der Wirksamkeitsnachweis auf verschiedenen Ebenen der Therapieverlaufskontrolle (Globalurteil, Beurteilung der Symptomatik, Leistungstests) kann als Merkmal klinischer Relevanz angeführt werden, ebenso die gleichgerichteten Resultate, zu denen in einzelnen Studien voneinander unabhängige Rater bei der Erfassung des therapeutischen Effektes gelangten. In einer Doppelblindstudie, die den Schweregrad der Erkrankung mit Hilfe der Global-Deterioration-Scale (GDS) erfaßte, konnte exemplarisch der Zusammenhang mit den Meßinstrumenten SKT und SCAG untersucht werden. Die betragsmäßige Differenz, die sich im Gesamtscore dieser beiden Verfahren zwischen zwei GDS-Graden ergibt, entspricht derjenigen, die unter der Behandlung mit Nimodipin als Ausdruck der mittleren Verbesserung beobachtet wurde. Auch hierdurch werden die Studienergebnisse als klinisch relevant ausgewiesen.

Literatur

CIPS (1986) Internationale Skalen für Psychiatrie. Beltz, Weinheim

Dorn M (1984) Therapie der zerebrovaskulären Insuffizienz mit Nimodipin. Psycho 10:186–196

Erzigkeit H (1989) SKT. Ein Kurztest zur Erfassung von Gedächtnis- und Aufmerksamkeitsstörungen. Beltz, Weinheim

Fischhof PK, Wagner G, Littschauer L et al. (1989) Therapeutic results with nimodipine in primary degenerative dementia and multi-infarct dementia. In: Bergener M, Reisberg B (eds) Diagnosis and treatment of senile dementia. Springer Berlin Heidelberg New York Tokyo, pp 350–359

Held K, Boehme K, Rode CP (1985) Efficacy and tolerability of nimodipine in patients with old-age cerebrovascular dysfunction. In: Betz E, Deck K, Hoffmeister F (eds) Nimodipine. Pharmacological and clinical properties. Proceedings of the 1st International Symposium, Munich, Feb. 1984. Schattauer, Stuttgart, pp 289–292

Kanowski S, Fischhof P, Hiersemenzel R, Röhmel J, Kern U (1988) Wirksamkeitsnachweis von Nootropika am Beispiel von Nimodipin – ein Beitrag zur Entwicklung geeigneter klinischer Prüfmodelle. Z Gerontopsycholpsychiatr 1:35–44

Kanowski S, Hedde JP (1986) Arzneimittel für die Indikation „Hirnorganisch bedingte Leistungsstörungen". In: Dölle W, Müller-Oerlinghausen B, Schwabe U (Hrsg) Grundlagen der Arzneimitteltherapie. Entwicklung, Beurteilung und Anwendung von Arzneimitteln. Bibliographisches Institut, Mannheim, S 154–171

Kanowski S, Ladurner G, Maurer K, Oswald WD, Stein U (1990) Empfehlungen zur Evaluierung der Wirksamkeit von Nootropika. Z Gerontopsycholpsychiatr 3:67–79

Lehmann E (1984) Practical and valid approach to evaluate the efficacy of nootropic drug by means of rating scales. Pharmacopsychiatry 17:71–75

Menazzi D, Montenegro R, Castro JM (1985) Nimodipine in the treatment of chronic cerebrovascular insufficiency. In: Betz E, Deck K, Hoffmeister F (eds) Nimodipine. Pharmacological and clinical properties. Proceedings of the 1st International Symposium, Munich, Feb. 1984. Schattauer, Stuttgart, pp 333–344

Mikus P, Aufdembrinke B (1985) Nimodipine, a centrally active calcium antagonist. Results of a clinico-psychometric study. In: Betz E, Deck K, Hoffmeister F (eds) Nimodipine. Pharmacological and clinical properties. Proceedings of the 1st International Symposium, Munich, Feb. 1984. Schattauer, Stuttgart, pp 329–331

Müller-Oerlinghausen B et al. (1984) Psychopharmaka, Hypnotika und Nootropika. In: Kuemmerle H-P, Hitzenberger G, Spitzy KH (Hrsg) Klinische Pharmakologie. Ecomed, München, S 47–66 (III-2.1)

Oswald WD (1981) Der Zahlen-Verbindungstest ZVT-G und Zusammenhänge mit Selbstbeurteilung, Alltagsaktivitäten und Persönlichkeitsmerkmalen bei N = 50 Probanden zwischen 63 und 84 Jahren. In: Oswald WD, Fleischmann UM (Hrsg) Experimentelle Gerontopsychologie. Beltz, Weinheim, S 90–104

Reisberg B, Ferris SH, de Leon MJ, Crook T (1982) The global deterioration scale for assessment of primary degenerative dementia. Am J Psychiatry 139:1136–1139

Schmage N, Boehme K, Dycka J, Schmitz H (1989) Nimodipine for psychogeriatric use: methods, strategies, and considerations based on experience with clinical trials. In: Bergener M, Reisberg B (eds) Diagnosis and treatment of senile dementia. Springer, Berlin Heidelberg New York Tokyo, pp 374–381

Venn RD (1983) The Sandoz Clinical Assessment-Geriatric (SCAG) Scale – a general-purpose psychogeriatric rating scale. Gerontology 29:185–198

Wirksamkeitsuntersuchung von Nimodipin bei Patienten mit Hirnleistungsstörungen im Alter – Eine placebokontrollierte Doppelblindstudie mit Gehirnjogging in ärztlichen Praxen *

G. Schuback, S. Lehrl, B. Fischer, G. Burkard und O. Kapoula

Einleitung und Fragestellung

Die zerebral bedingten Funktionsdefizite, die als sog. Hirnleistungsstörungen bezeichnet werden – also Störungen der Auffassung, Konzentration, Denkfähigkeit, des Gedächtnisses, der Affektivität – haben für den alten Menschen häufig schwerwiegende Konsequenzen. Sie betreffen ihn selbst und seine Lebensführung sowie sein gesamtes soziales Umfeld. Die therapeutischen Interventionen sollten außer medikamentösen auch Aktivierungstraining, sozio- und physiotherapeutische Maßnahmen beinhalten.

Die Ergebnisse von tierexperimentellen und pharmakologischen Untersuchungen (Scriabine et al. 1989; Schuurman et al. 1989) geben Hinweise, daß der hirngängige Kalziumantagonist Nimodipin, ein Derivat aus der 1,4-Dihydropyridin-Gruppe, ein neuer therapeutischer Ansatz bei Patienten mit Hirnleistungsstörungen sein könnte. In klinischen doppelblind durchgeführten Studien ergaben sich unter Nimodipin-Behandlung gegenüber Placebo statistisch signifikante Verbesserungen (Kanowski et al. 1988; Fischhof et al. 1989). Diese zeigten sich sowohl in den Leistungstests wie dem SKT (Syndrom-Kurztest, Erzigkeit 1989) oder dem ZVT-G (Zahlen-Verbindungs-Test, Oswald u. Fleischmann 1986) als auch in den Fremdbeurteilungsskalen SCAG (Scale for Clinical Assessment Geriatric, Venn et al. 1981) und CGI (Clinical Global Impression). Bei den mittlerweile über 2000 Patienten, die im Rahmen klinischer Studien mit Nimodipin behandelt worden sind, zeigte sich auch, daß diese Substanz sehr gut verträglich ist.

Bei der vorliegenden Untersuchung wurde die Frage gestellt, ob sich ein Therapieerfolg mit Nimodipin bei ambulanten Patienten mit leichter Demenz im Alter nachweisen läßt.

Methodik

Geplant war eine placebokontrollierte Doppelblindstudie über 12 Wochen in allgemein- und nervenärztlichen Praxen. Zur Prüfung der Einschlußkriterien und zur Therapiekontrolle wurden psychometrische Leistungstests sowie Verfahren zur Beurteilung der klinischen Symptomatik und des therapeutischen Erfolges durch den Arzt eingesetzt.

* Wir danken den Herren Dr. med. J. Bengel, Dr. med. R. Englert, Dr. med. W. Raschke und Dr. med. R. Schulz für ihre Mitarbeit bei dieser Untersuchung

Zielvariable war die informationspsychologische Größe „Kurzspeicherkapazität". Die Kurzspeicherkapazität ist ein Maß für die „Informationsverarbeitungsgeschwindigkeit" und die „Gegenwartsdauer". Beide Größen werden als biologische Grundlagen der „flüssigen" (aktuellen) Intelligenz angesehen und erfassen sensitiv dementive Änderungen. Ziel- und Begleitvariablen werden auf S. 109 beschrieben.

Einschlußkriterien waren: Patienten beiderlei Geschlechts älter als 59 Jahre; Verdachtsdiagnose „Hirnleistungsstörungen im Alter", mit folgenden Werten in psychometrischen Tests: MWT-B IQ > 80, c.I.-Test = 2 Punkte; Einwilligung zur Teilnahme an der Prüfung schriftlich oder mündlich in Anwesenheit eines Zeugen, dessen Name im Dokumentationsbogen festgehalten wurde.

Auszuschließen waren:

a) Patienten, denen die Fähigkeit zur Durchführung von Testverfahren (z. B. nicht ausreichende deutsche Sprachkenntnisse) fehlte

b) Patienten mit folgenden Begleiterkrankungen: Zerebral- bzw. Myokardinfarkt, der weniger als 6 Monate zurücklag, dekompensierte Herzinsuffizienz, therapiebedürftige Herzrhythmusstörungen, Serumkreatinin > 2 mg%, Psychosen, Epilepsie, Hirnblutungen, Hirntumor, schwer behandelbare oder zu Dekompensation neigende Organerkrankungen sonstiger Art und Hypothyreose.

c) Patienten mit bekanntem Alkohol- und/oder Drogenabusus, unkontrolliertem Medikamentengebrauch. Einnahme folgender Medikamente, sofern sie aus medizinischen Gründen nicht abgesetzt werden konnten: Alpha-Methyldopa, Psychostimulanzia, Clonidin, Kalziumantagonisten, bei denen eine zentrale Wirkung nicht auszuschließen ist, wie Flunarizin, Nootropika, wie Nicergolin, Dihydroergotoxin und -derivate, Nikotinsäure, Cinnarizin, Bencyclan, Cyclandelat, Pentoxyfyllin, Vincamin und -derivate, Ginkgobiloba-Extrakte, Piracetam, Pyritinol und Meclofenoxat.

Folgende Gründe führten zum Abbruch: Erkrankungen, die zu einem stationären Aufenthalt des Patienten führen, plötzliche Erkrankungen des Patienten an einer der unter den Ausschlußkriterien aufgeführten Krankheiten, Abbruch durch den Patienten, durch den Prüfarzt erkennbare Noncompliance.

Alle Patienten sollten jeden Morgen daheim ein 5- bis 15minütiges mentales Training (Gehirn-Jogging) nach standardisierter Vorgabe absolvieren, um ein Mindestniveau der geistigen Aktivierung zu sichern. Beim Gehirn-Jogging werden die informationspsychologischen Grundgrößen durch inhaltlose Buchstaben- und Zahlenaufgaben geübt. Diese Aufgaben dienten der reinen geistigen Aktivierung. Aus diesem Grund war keine biometrische Evaluierung dieses mentalen Trainings vorgesehen (Abb. 1).

Während der Auswaschphase sollte kein mentales Training durchgeführt werden.

Die Zuteilung der Patienten zu den 2 Gruppen (Verum- bzw. Placebogruppe) wurde durch den Randomisierungsplan bestimmt. Jeder an der Untersuchung beteiligte Arzt sollte wenigstens einen Block mit sechs Patienten in die Prüfung einschließen.

Die Dosierung war 3mal täglich 30 mg Nimodipin oder ein äußerlich dem Nimodipin gleichendes Placebo.

Übung der <u>Informationsverarbeitungsgeschwindigkeit</u>: Gleiche Ziffern in Anord-
nung des darüberstehenden Musters rasch durchstreichen.
(Die ersten zutreffenden Ziffern sind jeweils als Beispiel angestrichen).

5 4	2 9	2	3 5 8	8 5 9
3 3	2 7	6 0	1 7 3	2 8 2
2 6	7 1	8 6	5 7 1	6 9 1
5 5	8 2	5 0	4 4 4	4
0 1	2 3	8 5	1 1 1	6 1
6 6	4 1	5 8	0 5 8	0 5 0

Übung der <u>Gegenwartsdauer</u>: Erst rechts mit der Hand abdecken.
Linke Seite etwa 5 Sekunden lang anschauen:

4 7 2 1 8	- ? - - -
	Welche Ziffer stand an der Stelle von '?'?
U M K D L	- - ? - -
9 5 7 1 0 4	- - - - ? -

Übung des <u>Mittelbaren Behaltens</u>:

Etwa 10 Sekunden lang einprägen: BIL KOR ZAM VES
Nun im Kopf von 51 immer 3 abziehen, bis man auf 0 ist:
51 48 45 0
Jetzt die Silben durchstreichen, die man vorher eingeprägt hatte:
TUK KOR TIB LIB VES SEC MAZ RIK BIL HOR ZAM TID POR
Überprüfen Sie die Richtigkeit.

Abb. 1. Übungen zum Gehirn-Jogging

In die Studie wurden 89 ambulante Patienten eingeschlossen. In der Verum-
gruppe befanden sich 44 Patienten mit einem Durchschnittsalter von $73,05 \pm 6,98$
Jahren, davon waren 28 weiblich. Die Placebogruppe bestand aus 45 Patienten
mit einem Durchschnittsalter von $71,42 \pm 6,35$ Jahren, davon waren 29 weiblich.
Der prämorbide Intelligenzquotient (MWT-IQ) betrug 93 ± 10 Punkte. Die
Mehrheit der Patienten war nach dem globalen ärztlichen Urteil am Anfang der
Therapie mäßig oder deutlich krank. Die Patientendaten sind in der Tabelle 1 zu-
sammengefaßt.

Untersuchungsverfahren und -ablauf

Die eingesetzten psychopathometrischen Verfahren dienten zur Prüfung der Einschlußkriterien bzw. der Verlaufskontrolle. Die Screening-Verfahren für die Prüfungen der Einschlußkriterien waren: MWT-B zur Erfassung des prämorbiden
allgemeinen geistigen Leistungsniveaus (Lehrl 1989), der c.I.-Test als Leistungs-

Tabelle 1. Merkmale der Patientengruppen

	Nimodipin		Placebo	
	Absolut	%	Absolut	%
Anzahl der Patienten	44	100,00	45	100,00
Geschlecht				
Männlich	16	36,36	16	35,56
Weiblich	28	63,64	29	64,44
Alter				
Mittelwert (Jahre)	73,05		71,42	
60–69 Jahre	15	34,09	23	51,11
70–79 Jahre	19	43,18	16	35,56
≧ 80 Jahre	10	22,73	6	13,33
MWT-B				
> 80 IQ-Punkte	44	95,45	45	100,00
Bis IQ 88	18	40,91	14	31,11
IQ 89–105	16	36,36	23	51,11
≧ IQ 106	10	22,73	8	17,78
c.I.-Test: 2 Punkte	44	100,00	45	100,00
Schweregrad der Erkr. nach CGI: Patient ist				
Grenzfall psych. Erkrankung	1	2,78	1	2,78
Nur leicht krank	4	11,11	6	16,67
Mäßig krank	17	47,22	14	38,89
Deutlich krank	12	33,33	14	38,89
Schwer krank	2	5,56	1	2,78
Fehlende Angaben	8		9	
Ischämiescore:				
Mittelwert (Punkte)	9,73		9,47	
0– 4 Pkt. (SDAT)	1	2,27	3	6,67
5– 6 Pkt. (Mischtyp)	6	13,64	7	15,56
7–18 Pkt. (MID)	37	84,09	35	77,78
Erkrankungsdauer:				
Mittelwert (Monate)	36,17		31,47	
Bis 1 Jahr	8	19,05	7	15,56
1 Jahr	7	16,67	12	26,67
2 Jahre	8	19,05	12	26,67
3, 4 Jahre	7	16,67	4	8,89
≧ 5 Jahre	12	28,57	10	22,22
Missing	2		0	
Freiwillige Teilnahme	44	100,00	45	100,00

verfahren zur Objektivierung und Verifizierung der Verdachtsdiagnose „zerebrale Insuffizienz" (Lehrl u. Fischer 1986).

Die Therapiekontrolle wurde mit dem KAI, dem Kurztest für allgemeine Intelligenz, vorgenommen (Lehrl 1989). Er erfaßt die zwei Grundgrößen des flüssigen allgemeinen geistigen Leistungsniveaus:

a) Gegenwartsdauer [T_R(s) = unmittelbares Behalten] und

b) zentrale Informationsverarbeitungsgeschwindigkeit [C_k(bit/s) = Informationsfluß zum Kurzspeicher].

Ihr Produkt bildet die Kurzspeicherkapazität [K_k(bit) = $T_R \cdot C_k$]. Sie diente als Zielvariable. Um den Vergleich mit anderen Studien zu ermöglichen, wurden noch andere psychometrische Tests eingesetzt, diese wurden als Begleitvariable betrachtet. Es waren der ZVT-G zur Erfassung des allgemeinen kognitiven Leistungstempos, der SKT (Syndrom-Kurztest) zur Überprüfung der Konzentrations- und Gedächtnisleistungen, die SCAG zur Beurteilung des Schweregrades einzelner Symptome sowie CGI (Clinical Global Impression) zur Beurteilung des Schweregrades der Krankheit und des globalen therapeutischen Erfolges am Ende der Therapie.

Der KAI und der ZVT wurden in 4wöchigen Abständen, die übrigen Tests am Anfang und am Ende der Therapie abgenommen.

Hypothesen und statistische Auswertung

Entsprechend der allgemeinen Fragestellung wurden folgende Hypothesen formuliert:

H_0: Zwischen den beiden Untersuchungsgruppen gibt es während der Therapiephase keinen Unterschied in der Kurzspeicherkapazität.

H_1: Die Patienten, die mit Nimodipin behandelt werden, erreichen unter der Behandlung eine statistisch signifikant höhere Kurzspeicherkapazität als die Patienten der Placebogruppe.

Als Signifikanztest wurde der Mann-Whitney-U-Test gewählt, da er keine Normalverteilungen voraussetzt und sich für Vergleiche relativ kleiner Stichproben eignet. Für die Verwerfung der Nullhypothese zugunsten der Alternativhypothese wurde eine Irrtumswahrscheinlichkeit von $p \leq 0,05$ bei einseitiger Fragestellung festgelegt.

Ergebnisse und Diskussion

Von den 89 erfaßten Patienten gingen 86 (42 Nimodipin, 44 Placebo) in die statistische Auswertung ein. Je ein Patient aus der Behandlungs- und der Placebogruppe haben wegen Nebenwirkungen die Studie abgebrochen und ein Patient aus der Nimodipingruppe wegen einer anderen Erkrankung.

Kurzspeicherkapazität

Bei den beiden Untersuchungsgruppen zeigte sich eine Steigerung der Kurzspeicherkapazität (Abb. 2).

Daß sich bei der weitgehend wiederholungsunabhängigen Kurzspeicherkapazität auch unter Placebo Verbesserungen ergaben, spricht dafür, daß bereits eine geistige Aktivierung und die regelmäßige ärztliche Kontrolle einen therapeutischen Erfolg haben. Andererseits ist auch zu beobachten, daß dieser nur in den ersten 4 Wochen anhält; danach sind weitere Verbesserungen nur unter der Verumtherapie meßbar.

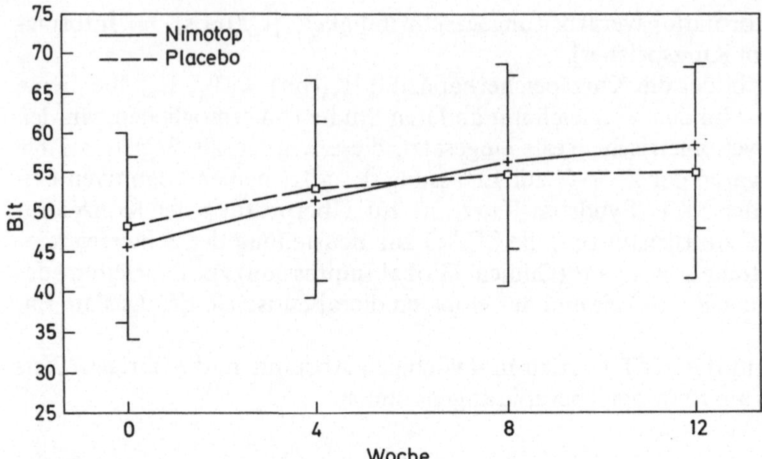

Abb. 2. Verlauf der Zielgröße „Kurzspeicherkapazität" (bit) über die 4 Meßzeitpunkte (vgl. Tabelle 2)

Tabelle 2. Verlauf der Kurzspeicherkapazität, gemessen in „bit", bei beiden Patientengruppen

Patientengruppe		Behandlungswoche			
		0.	4.	8.	12.
Nimodipin-Patienten	X	45,54	51,55	56,47	58,62
	SD	22,82	20,16	21,94	21,01
	M	34,64	46,25	54,25	54,58
	IQ	30,75	25,01	26,17	22,39
	MIN	10,88	18,56	23,30	19,23
	MAX	113,71	107,38	130,17	107,91
	N	42	42	42	42
Placebo-Patienten	X	48,16	53,05	54,86	55,26
	SD	23,83	27,41	28,10	26,76
	M	41,87	43,11	48,39	48,13
	IQ	28,83	32,69	37,71	37,67
	MIN	18,18	19,77	18,12	16,67
	MAX	114,91	123,73	125,93	117,50
	N	44	44	44	44

(X arith. Mittel, SD Standardabweichung, N Anzahl der Personen, M Median, IQ Interquartil, MIN Minimum, MAX Maximum)

Insgesamt erhöhte sich die Kurzspeicherkapazität unter Nimodipin von 45,54 auf 58,62 bit und unter Placebo von 48,16 auf 55,26 bit (Tabelle 2).

Diese Kurzspeicherkapazitäten entsprechen dem Anstieg der aktuellen Intelligenzquotienten von 80 auf 88 bzw. bei der Placebogruppe von 82 auf 86 Punkte.

Die Differenzwerte zwischen der 0. und 12. Woche unter Verum- und unter Placebobehandlung erwiesen sich als signifikant unterschiedlich (Tabelle 3). Damit wird die Nullhypothese verworfen, wonach sich keine Behandlungsunter-

Tabelle 3. Interferenzstatistische Untersuchungen
Veränderungen der Zielvariablen und der sonstigen Begleitvariablen
Differenzwerte zwischen der 0. und 12.[a] Behandlungswoche U-Test nach Mann-Whitney
(zweiseitig)

Variable	Präparat	N	RS	MRS	U	Prob.
Zielvariable:	Nimodipin	42	2080.00	49.52	671	0.0292[a]
KAI (bit)	Placebo	44	1661.00	37.75	1177	
Sonstige Variablen:						
ZVT	Nimodipin	42	1693.00	40.31	1058	0.2483
	Placebo	44	2048.00	46.55	790	
SCAG	Nimodipin	42	1599.50	38.08	1151	0.0495[a]
	Placebo	44	2141.50	48.67	696	
SKT	Nimodipin	42	1496.50	35.63	1254	0.0039[a]
	Placebo	44	2244.50	51.01	593	

[a] Wie im Text, S. 109

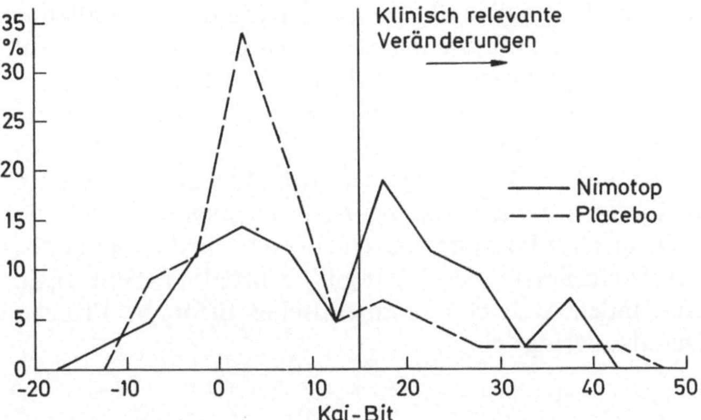

Abb. 3. Prozentualer Anteil der Patienten und Änderung der Kurzspeicherkapazität zwischen der Woche 0 und der 12. Behandlungswoche

schiede ergeben, zugunsten der Alternativhypothese: „Die Patienten, die mit Nimodipin behandelt werden, erreichen unter der Behandlung eine statistisch signifikant höhere Kurzspeicherkapazität als die Patienten der Placebogruppe."

In der Abb. 3 ist der prozentuale Anteil der Patienten dargestellt, bei denen keine bzw. eine Veränderung des Wertes der Kurzspeicherkapazität festgestellt wurde. Hierbei fällt auf, daß in der Placebogruppe im Vergleich zur Behandlungsgruppe bei einem größeren Teil der Patienten keine Veränderungen, z. T. eine Verschlechterung der Kurzspeicherkapazität aufgetreten sind. Eine Steigerung der Kurzspeicherkapazität über 15 bit, die man als klinisch relevante Änderung ansehen kann, zeigte sich vorwiegend bei den Verumpatienten.

In den Basiskomponenten (Informationsverarbeitungsgeschwindigkeit und Gegenwartsdauer) ergaben sich geringere Veränderungen. Beide trugen aber etwa gleichviel zur gesamten geistigen Leistungssteigerung bei.

Begleitvariablen

Selbstverständlich waren von den anderen Leistungstests (SKT und ZVT-G) keine anderen Verläufe als beim KAI zu erwarten, da sie teilweise gleiche Leistungsfunktionen messen. Tatsächlich zeigten SKT und ZVT-G Verbesserungen zugunsten der Nimodipingruppe im Vergleich zu Placebo (Tabelle 3). Die mit Nimodipin behandelten Patienten verbesserten sich im Durchschnitt von 8,52 auf 5,38 Wertpunkte, die mit Placebo von 7,86 auf 6,25. Hinsichtlich des Zahlen-Verbindungstests war ein Trend zugunsten der Nimodipingruppe zu erkennen; die Verbesserung war jedoch statistisch nicht signifikant.

Signifikante Verbesserungen zeigten sich auch in der Beurteilung der klinischen Symptomatik anhand der SCAG (Tabelle 3). Hierbei erniedrigte sich der Summenscore unter Nimodipinbehandlung von 62,40 Punkte auf 46,36 (um 16,04 Punkte) Punkte. In der Placebogruppe erniedrigte sich dieser Wert von 59,66 auf 50,91 Punkte (8,75 Punkte weniger).

Wenn man zusätzlich zum Summenscore noch die 5 SCAG Subscores: kognitive Störungen, soziales Verhalten, Antriebsarmut, affektive Störungen und somatische Störungen analysiert, fällt auf, daß vor der Behandlung die Patienten der Nimodipingruppe bei all diesen 5 Subscores als schwerer gestört eingestuft wurden als die Patienten der Placebogruppe. Nach 12wöchiger Behandlung wird der Störungsgrad bei den Patienten der Nimodipingruppe durchweg als leichter eingestuft als der der Placebogruppe (Abb. 4).

Im Anschluß an die Behandlung wurde von den behandelnden Ärzten anhand des CGI der globale therapeutische Erfolg beurteilt. Demnach wurde in der Verumgruppe im Vergleich zur Placebogruppe bei einem etwa 5mal höheren Prozentanteil an Patienten der Therapieerfolg als „sehr gut" beurteilt (Tabelle 4); dagegen schätzten die behandelnden Ärzte den therapeutischen Erfolg bei Placebopatienten zweimal häufiger als „gering" ein.

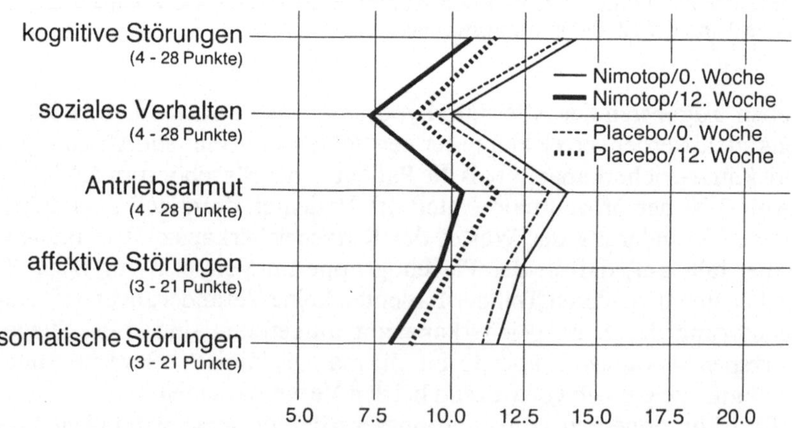

Abb. 4. Veränderungen der SCAG-Subscores im Vergleich der Woche 0 und der 12. Behandlungswoche

Tabelle 4. Globaler therapeutischer Erfolg und Therapierisiken im ärztlichen Urteil, gemessen mit der CGI

Variable	Präparat	
	Nimodipin	Placebo
Globaler therapeutischer Erfolg		
Sehr gut	14	3
	33,33%	6,82%
Mäßig	7	8
	16,67%	18,18%
Gering	13	27
	30,95%	61,36%
Unverändert	8	6
	19,05%	13,64%
Therapierisiken	37	43
Keine	88,10%	97,73%
Beeinträchtigen den Patienten nicht	5	0
wesentlich	11,90%	0,00%
Beeinträchtigen den Patienten	0	1
wesentlich	0,00%	2,27%

Exakte Wahrscheinlichkeit für den Krauth-Test: p = 0,038910 (zweiseitig)

Verträglichkeit

Die Therapierisiken wurden bei der gegebenen Dosierung (3mal 1 Tablette pro Tag) als gering eingeschätzt (Tabelle 4). Bei 5 Patienten (11,9%) der Nimodipin-gruppe wurden unerwünschte Begleiterscheinungen angegeben, die als leicht eingestuft wurden. Die bei einigen Patienten vorgekommenen Nebenerscheinungen sowie ihre Charakteristika sind in der Tabelle 5 aufgeführt. Dabei sind besonders unter der Verumbehandlung leichte und mittelschwere Kopfschmerzen festzustellen.

Der Blutdruck und die Herzfrequenz wurden bei den monatlichen Untersuchungen gemessen. Es kam weder zu einer Erhöhung der Herzfrequenz noch zu einer Abnahme des systolischen oder diastolischen Blutdrucks. Die gemessenen Werte sind in der Tabelle 6 zusammengefaßt.

Schlußbemerkungen

Die Ergebnisse dieser Studie bestätigten die vorher formulierte Arbeitshypothese, daß Nimodipin ein klinisch wirksames Medikament ist. Die Zunahme der Kurzspeicherkapazität, die sich besonders auffällig nach der 4. Behandlungswoche im Vergleich zu Placebo zeigte, und die Verbesserungen im Syndrom-Kurztest, zeigen, daß Nimodipin die mentale Kapazität verbessert. Die Analyse der SCAG-Subscores zeigte, daß auch bei der Beurteilung durch die behandelnden Ärzte die Minderung der kognitiven Störungen auffiel. Zusätzlich besserten sich auch psychovegetative Störungen.

Tabelle 5. Nebenwirkungen – Art, Dauer, Häufigkeit, Intensität, Zusammenhang, Maßnahme, Reversibilität

Pt.-Nr.	Präparat	Nebenwirkungen	Von (Tag)	Bis (Tag)	Häufigkeit	Intensität	Zusammenhang	Maßnahme	Reversibilität
17	Placebo	Schweregefühl in Armen und Beinen	8	26	Andauernd	Mittel	Fraglich	Studienabbruch	Ja
43	Placebo	Ohrgeräusche	33	91[a]	Andauernd	Leicht	Unwahrscheinlich	Dosisreduktion	Nein
		Parästhesien verlängerte Blutungszeit	33 33	64	Wiederholt Einmalig	Leicht Leicht	Unwahrscheinlich Fraglich		Ja Keine Information
46	Nimodipin	Kopfschmerzen	50	84[a]	Andauernd	Mittel	Unwahrscheinlich	Keine	Nein
58	Nimodipin	Kopfschmerzen	2	22	Wiederholt	Leicht	Wahrscheinlich	Keine	Ja
69	Nimodipin	Schwindel	0	4[a]	Andauernd	Mittel	Fraglich	Studienabbruch	Ja
		Tremor Kopfschmerzen	0 0	4[a] 4[a]	Andauernd Andauernd	Mittel Mittel	Fraglich Fraglich		Ja Ja
77	Nimodipin	Kopfschmerzen	2	25	Wiederholt	Leicht	Wahrscheinlich	Keine	Ja
83	Nimodipin	Hitzegefühl Kopfschmerzen	2 3	13 6	Wiederholt Wiederholt	Leicht Leicht	Wahrscheinlich Wahrscheinlich	Keine Keine	Ja Ja
88	Nimodipin	Kopfschmerzen	2	11	Wiederholt	Leicht	Wahrscheinlich	Keine	Ja
		Schwindel	2	14	Andauernd	Mittel	Wahrscheinlich	Keine	Ja
96	Nimodipin	Kopfschmerzen			Wiederholt	Mittel	Sehr wahrscheinl.	Keine	Ja

[a] Bis Studienende bzw. -abbruch
Studienabbruch zusätzlich bei Patienten-Nummer 5 (Nimodipin) wegen anderer Erkrankung

Tabelle 6. Verhalten des systolischen und des diastolischen Blutdrucks sowie der Herzfrequenz während der Behandlung

	Gruppe		0	4	8	12
Nimotop	Systolisch	X̄	146,1	142,6	141,6	142,7
(n = 41)	(mm Hg)	SD	16,2	15,0	16,6	13,2
	Diastolisch	X̄	84,2	82,0	81,5	82,1
	(mm Hg)	SD	5,2	5,6	5,5	7,1
	HF	X̄	76,7	75,5	75,8	77,2
	(Schlag/min)	SD	9,6	8,1	7,3	9,0
Placebo	Systolisch	X̄	141,7	141,6	141,3	143,2
(n = 42)	(mm Hg)	SD	13,6	14,8	14,9	12,8
	Diastolisch	X̄	83,8	83,3	83,4	84,4
	(mm Hg)	SD	7,6	6,4	8,2	6,4
	HF	X̄	76,3	74,8	74,7	75,9
	(Schlag/min)	SD	9,2	8,7	9,3	8,2

X̄ = Mittelwert; SD = Standardabweichung

Zusammenfassend zeigt Nimodipin auch bei dieser Studie im ambulanten Bereich eine objektivierbare Zunahme der kognitiven Leistung und eine Verbesserung des klinischen Zustandes, die der behandelnde Arzt wahrnimmt.

Die Substanz erwies sich in dieser Studie als gut verträglich; unter Berücksichtigung der Therapierisiken, die aus der Literatur bekannt sind (Schmage et al. 1989), ist das Nutzen-Risiko-Verhältnis eindeutig zugunsten des Nutzens einzustufen.

Zusammenfassung

In einer placebokontrollierten Doppelblindstudie über 12 Wochen wurde die Wirksamkeit und Verträglichkeit von 3mal täglich 30 mg Nimodipin bei 89 ambulanten Patienten mit Hirnleistungsstörungen im Alter untersucht. Zur Überprüfung der Einschlußkriterien und zur Beurteilung des Therapieerfolges wurden mehrere standardisierte Testverfahren eingesetzt. Das Durchschnittsalter in der Nimodipin-Gruppe betrug x̄ = 73 Jahre und in der Placebo-Gruppe x̄ = 71 Jahre. Alle Patienten sollten jeden Morgen zu Hause ein 5- bis 15minütiges mentales Training (Gehirnjogging) nach standardisierter Vorgabe absolvieren, um ein Mindestniveau der geistigen Aktivierung zu sichern. In beiden Patientengruppen nahm die Kurzspeicherkapazität zu. Dies spricht dafür, daß bereits eine geistige Aktivierung und die regelmäßige ärztliche Kontrolle einen therapeutischen Effekt haben. Die mit Nimodipin behandelten Patienten erreichten eine statistisch signifikant höhere Kurzspeicherkapazität als die Patienten der Placebo-Gruppe (p = 0,03). Eine Steigerung der Kurzspeicherkapazität über 15 bit, die man als klinisch relevante Änderung ansehen kann, zeigte sich vorwiegend in der Nimodipin-Gruppe. Trotz einer schlechteren Ausgangssituation wurden bei Behandlungsende in der Nimodipin-Gruppe die kognitiven, affektiven und somatischen Störungen sowie Antriebsarmut und soziale Verhaltensstörungen nach 12wöchiger Behandlung im Vergleich zu Placebo als leichter eingestuft. Auch in den Leistungstests SKT und ZVT-G zeigten sich Verbesserungen zugunsten der Nimodipin-Gruppe. Der globale therapeutische Erfolg wurde in der Nimodipin-Gruppe bei 50% der Patienten als mäßig bis sehr gut bezeichnet, in der Placebo-Gruppe hingegen nur bei 23% (p = 0,04). Als unerwünschte Begleiterscheinungen wurden bei 5 Patienten der Nimodipin-Gruppe Kopfschmerzen beobachtet, bei je einem Patienten der Placebo-Gruppe kam es zu Schweregefühl in Armen und Beinen bzw. zu Ohrgeräuschen und Parästhesien. Klinisch relevante Änderungen der Herzfrequenz und des arteriellen Blutdrucks wurden nicht beobachtet. Nimodipin führt bei ambulanten Patienten mit Hirnleistungsstörungen zu einer objektivierbaren Zunahme der kognitiven Leistung und zu einer Verbesserung des klinischen Zustandes, die der behandelnde Arzt objektivieren kann.

Literatur

Erzigkeit H (1989) Manual zum Syndrom-Kurztest. Beltz, Weinheim
Fischhof PK, Wagner G, Littschauer L et al. (1989) Therapeutic results with nimodipine in primary degenerative dementia and multi-infarct dementia. In: Bergener M, Reisberg B (eds) Diagnosis and treatment of senile dementia. Springer, Berlin Heidelberg New York Tokyo
Kanowski S, Fischhof P, Hiersemenzel R, Röhmel J, Kern U (1988) Wirksamkeitsnachweis von Nootropika am Beispiel von Nimodipin – ein Beitrag zur Entwicklung geeigneter klinischer Prüfmodelle. Z Gerontopsychol Gerontopsychiat 1(1):35–44
Lehrl S (1989) Psychometrische Befunde bei zerebrovaskulären Erkrankungen. In: Klose G (Hrsg) Arteriosklerose. Springer, Berlin Heidelberg New York Tokyo, S 198
Lehrl S, Fischer B (Hrsg) (1986) c.I.-Test zur raschen Objektivierung zerebraler Insuffizienzen, Manual, 2. Aufl. Vless, Ebersberg
Oswald WD, Fleischmann UM (1986) Das Nürnberger Altersinventar NAI. Lehrstuhlpublikation, Universität Erlangen-Nürnberg
Schmage N, Boehme K, Dycka J, Schmitz H (1989) Nimodipine for psychogeriatric Vsc: methods, strategies and consideration based on experience with clinical trials. In: Bergener M, Reisberg B (eds) Diagnosis and treatment of senile dementia. Springer, Berlin Heidelberg New York Tokyo
Schuurman T, Traber J (1989) Old rats as an animal model for senile dementia: behavioural effects of nimodipine. In: Bergener M, Reisberg B (eds) Diagnosis and treatment of senile dementia. Springer, Berlin Heidelberg New York Tokyo
Scriabine A, Schuurman T, Traber J (1989) Pharmacological basis for the use of nimodipine in central nervous system disorders. The FASEB Journal 3:1799–1806
Venn RD, Hamot HB, Schader RI et al. (1981) Clinical Assessment Geriatric Scale (SCAG). In: CIPS (Collegium Internationale Psychiatriae Scalarum, Hrsg) Internationale Skalen für Psychiatrie. Beltz, Weinheim

Vorgehen und Erfahrungen in einer „Gedächtnis"-Sprechstunde

R. Horn, H.-J. Möller

Einleitung

Mit zunehmender Lebenserwartung der Bevölkerung bekommen die typischen Alterserkrankungen mehr Gewicht, da sie prozentual zunehmen und in den meisten Fällen chronische Verläufe zeigen.

Bei der Diagnose und Therapie dieser Erkrankungen muß auf die im Alter veränderten Verhaltensweisen und Lebensumstände mehr Rücksicht genommen werden, da die älteren Patienten nicht mehr in der Lage sind, sich schnell auf veränderte Umgebungsbedingungen, Anforderungen und Zeitabläufe einzustellen. Gravierende Veränderungen in ihrem gewohnten Tagesablauf können Krankheiten verschlimmern oder sogar auslösen und erschweren den therapeutischen Zugang.

Aus dem Spektrum der psychiatrischen Alterserkrankungen bekommen die dementiellen Erkrankungen wegen der gravierenden sozialen Problematik ein besonderes Gewicht.

Da die klinische Diagnose in diesem Bereich bisher noch nicht befriedigend ist, gleichzeitig aber therapeutische Entscheidungen und prognostische Aussagen nur auf der Grundlage weitestgehend gesicherter Diagnosen sinnvoll sind, haben wir auf den Münchner Erfahrungen der „Alzheimer"-Sprechstunde aufbauend unsere Bonner „Gedächtnis"-Sprechstunde geplant.

Zielsetzung

Sie ist mit der Zielsetzung ins Leben gerufen worden, den oben erwähnten Bedürfnissen der zu versorgenden Patienten Rechnung zu tragen. Ein wichtiges Element ist, daß die gesamte Diagnostik und Therapie ambulant in Zusammenarbeit mit den überweisenden Ärzten durchgeführt wird, um die Patienten möglichst nicht aus ihrer gewohnten Umgebung zu bringen. In der „Gedächtnis"-Sprechstunde stehen den Patienten auf ihre Erkrankung spezialisierte Ärzte und die gesamten technischen und therapeutischen Möglichkeiten der Bonner Universitätsklinik zur Verfügung.

Die Zielsetzung des Modells „Gedächtnis"-Sprechstunde besteht in:
1. Frühdiagnose von Patienten mit Demenz, insbesondere Erkennung der behandelbaren Formen.
2. Erforschung, Entwicklung, Validierung und Anwendung von medizinischen und neuropsychologischen Methoden bei der Diagnostik und Therapie de-

Hirnleistungsstörungen im Alter
Hrsg.: Hans-Jürgen Möller
© Springer-Verlag Berlin Heidelberg 1991

mentieller Prozesse. Verlaufsbeobachtung, kontrollierte pharmakologische
Therapie.
3. Beratung und Information der Patienten, ihrer Angehörigen und der betreuenden Ärzte.

Patientenrekrutierung

Am Anfang stand das Problem der Patientenrekrutierung, das bedeutete in erster
Linie, daß die Existenz des Angebotes einer „Gedächtnis"-Sprechstunde bekannt
gemacht werden mußte. Wir entschieden uns dazu, die Fachkollegen und Hausärzte durch ein Rundschreiben zu informieren. Die Resonanz war so gut, daß wir
erst jetzt in der Lage sind, diese Maßnahme vollständig abzuschließen, da auch
an der Universitätsklinik die Kapazitäten im Bereich der hochspezialisierten Untersuchungsmethoden begrenzt sind.
    Die bisher untersuchten Patienten wurden überwiesen durch:
- Nervenärzte   44% der Patienten,
- Hausärzte   35% der Patienten,
- Klinikärzte   21% der Patienten.

Untersuchungsablauf

Der Untersuchungsablauf umfaßt eine vollständige *psychiatrische Exploration,*
bei Bedarf mit Befunddokumentation mit Hilfe der Hamilton Depression Scale
und Geriatric Depression Scale. Routinemäßig werden folgende Skalen benutzt:
MMS, Hachinski-Score, Alzheimer- und Pick-Skala (Gustafson u. Nilsson
1982). Zu Beginn unserer Untersuchungen haben wir standardisierte Untersuchungsverfahren benutzt, wie den GMS (Copeland et al. 1975) und Camdex
(Roth et al. 1986), die sich aber als zu zeitaufwendig für die Routineuntersuchung
erwiesen. Aus diesem Grunde greifen wir jetzt auf ein teilstandardisiertes Verfahren zurück. Der Camdex wird zur Standardisierung nur noch bei speziellen wissenschaftlichen Fragestellungen benutzt.
    Es folgt eine *neurologische Untersuchung,* einschließlich der Prüfung auf ideo-
motorische, ideatorische und konstruktive Apraxie. Abgeschlossen wird die körperliche Untersuchung durch eine *internistische Untersuchung* mit RR- und Puls-
Kontrolle. Daran schließt sich der erste Teil der *psychologischen Untersuchung*
mit Hilfe einer standardisierten Testbatterie an.

Psychologische Testung

Das wichtigste Standbein der Frühdiagnose dementieller Abbausyndrome ist diese testpsychologische Untersuchung. Wir haben die einzelnen Tests danach ausgesucht, daß sie möglichst differenzierte definierte Zielvariablen haben und topi-
sche Zuordnungen möglich sind. Ein Teil der routinemäßig durchgeführten Tests
sollte genügend Parallelformen haben, um eine Verlaufsbeobachtung zu ermögli-

Tabelle 1. Psychologische Testbatterie

1. Intelligenz:	Aus dem HAWIE: (Wechsler 1961) Allgemeines Verständnis (AV) Gemeinsamkeitenfinden (GF) Bilderergänzen (BE) Mosaiktest (MT) Mehrfachwahl-Wortschatz-Intelligenztest (Lehrl 1977)
2. Sprache:	„Supermarkt" – Aufgabe (aus dem Demenz- Test von Kessler et al. 1988) Untertest 6 aus dem LPS (Horn 1983) Token-Test (De Renzi u. Vignolo, in der Fas- sung nach Orgass 1976 aus dem Aachener Aphasietest von Huber et al. 1983) Aachener Aphasietest (Huber et al. 1983)
3. Gedächtnis:	Wortliste aus dem Nürnberger Altersinventar- NAI (Oswald u. Fleischmann 1986) Selective Remindingtest (SRT) nach Buschke (aus dem Demenz-Test von Kessler et al. 1988) Untertest „Gegenstände" aus dem LGT 3 (Bäumler 1974) Visueller Merkfähigkeitstest von Benton (mit verögerter Reproduktion)
4. Aufmerksamkeit, Konzentration und kognitive Leistungsgeschwindigkeit:	Zahlen-Zeigetest aus dem Tempo- und Merkfähigkeitstest für Erwachsene von Roether (1984) Zahlensymboltest (aus dem HAWIE) Zahlennachsprechen vorwärts, rückwärts Interferenztest aus dem c.I.-Test (Lehrl u. Fischer 1984) Farbe-Wort-Interferenztest (nach Stroop aus dem NAI)

chen. Unsere Testbatterie besteht z. Z. aus den in Tabelle 1 aufgeführten Untersuchungen.

Besondere Probleme bei der psychologischen Testung resultieren teilweise aus den Krankheitssymptomen der Patienten; so kann es schwierig sein zu entscheiden, ob das Versagen in einem Test seine Ursache in aphasischen Störungen, Störung des Kurzzeitgedächtnisses, Verständnisstörungen, fehlendem Aufgabenbewußtsein, fehlender Motivation oder einer Antriebsstörung hat.

Weitere Probleme bei der Durchführung der psychologischen Testbatterie sind die eingeschränkte Belastbarkeit der Patienten, der weite, zu überdeckende Altersbereich (ca. 40–80 Lebensjahre), hier speziell das Problem, daß Tests nur für spezielle Altersgruppen normiert sind, das relativ weit streuende Leistungsniveau und ungewollte Interferenzerscheinungen, die nicht erfaßt werden.

Teilweise lassen sich diese Probleme dadurch lösen, daß die psychologische Testung auf drei Termine verteilt wird.

Von vielen Testvorlagen fehlen ausreichende Parallelformen, um sinnvolle Verlaufstestungen vornehmen zu können. Ganz praktische Schwierigkeiten bei ambulanten Untersuchungen ergeben sich daraus, daß die Brille häufig vergessen wird, oder Patienten trotz Sehhilfe nicht in der Lage sind, die Testaufgaben richtig wahrzunehmen.

Laborchemische und technische Untersuchungsprogramme

Falls sich bei den bis hierher durchgeführten Untersuchungen Hinweise auf Defizite oder Hinweise auf das Vorliegen einer Erkrankung ergeben, werden die notwendigen laborchemischen Untersuchungen und zusätzliche, in der Hauptsache bildgebende Verfahren eingesetzt. Die standardmäßig durchgeführten laborchemischen Untersuchungen (Tabelle 2) sollen Hinweise auf mögliche Stoffwechselstörungen und internistische Risikofaktoren geben. Falls es hier pathologische Befunde gibt, werden die weiterführenden Untersuchungen veranlaßt (Tabelle 2).

Nach unseren bisherigen Erfahrungen ergeben sich bei den laborchemischen Untersuchungen sehr häufig Hinweise auf ernährungsbedingte Stoffwechselstörungen in Form einer Hypercholesterinämie, Hypertriglyzeridämie, Hyperurikämie und Diabetes mellitus. Bisher fanden wir zwei Fälle eines Vitamin-B_{12}-Mangels, ohne pathologischen Schilling-Test. Die Substitution über ein halbes Jahr erbrachte aber trotz rascher Normalisierung der Laborbefunde keine Befundverbesserung, so daß wir in dem einen Fall die Diagnose einer MID und im anderen Fall die Diagnose einer DAT aufrechterhalten mußten. Ein weiteres ungelöstes Problem besteht in häufigen unklaren pathologischen Befunden in der Borrelien-Serologie. Hier ergeben sich häufig pathologische Titer im IgG ELISA und teilweise auch beim IgM. Dies haben wir in diesen Fällen zum Anlaß genommen, zusätzlich den Liquor zu untersuchen. Diese Untersuchung fiel bisher jedesmal negativ aus, so daß wir die positiven Titer im Blut auf eine allgemeine Durchseuchung zurückführten.

Die technischen Untersuchungen (Tabelle 3) führen wir soweit möglich komplett durch, um die Wertigkeit der einzelnen Untersuchungsmethoden beurteilen und Untersuchungsartefakte ausschließen zu können.

Bei den technischen Untersuchungen tritt eine relativ hohe Ausfallquote beim rCBF auf, da man dort auf die aktive Mitarbeit der Patienten angewiesen ist, andererseits auch Patienten, denen die Mitarbeit ohne weiteres möglich ist, unter den Versuchsbedingungen (Mundstück, Nasenklemme, Detektorenhelm) die Untersuchung häufig abbrechen. Die übrigen Untersuchungen sind einfacher durchzuführen und soweit die Erfahrung zeigt, für die Patienten wenig belastend.

Die Strahlenbelastung der CCT- und rCBF-Untersuchungen geht nicht über die Belastung bei einem normalen Röntgenthorax hinaus und ist nur bei dem HM-PAO-SPECT mit 28 mCi so hoch, daß diese Untersuchung möglichst nicht mehrmals innerhalb eines Jahres durchgeführt werden sollte. Die übrigen Verfahren eignen sich, soweit es sinnvoll ist, zu kurzfristigeren Kontrolluntersuchungen. Dies gilt insbesondere für EEG/EEG-Mapping und dopplersonographische Untersuchungen.

Bei der Beurteilung der Befunde ist es sehr wichtig, daß bei der Beurteilung der dynamischen Untersuchungen die Ergebnisse der morphologischen Untersuchungen berücksichtigt werden. Dies obliegt im Regelfall dem den Patienten be-

Tabelle 2. Labordiagnostik

Routine (Zusatzuntersuchungen)	Ausschluß von
– BB (CV, MCHC), Diff. BB, (Bilirubin, LDH, Eisen)	Polyglobulie
– BSG (Ephorese, Immunelektrophorese usw.)	Vaskulitis
– Leberwerte	Hepatische Enzephalopathie
– Elektrolyte	Chron. Elektrolytstörung, Hypoparathyreodismus
– Blutfette (Lipidephorese)	Hyperlipidämie
– Harnsäure	Hyperurikämie
– Kreatinin	Renale Insuffizienz
– BZ (BZT, GBT, HB_{A1})	Diabetes mellitus
– T3, T4, TSH	Hypothyreose
– Kortisol	NNR-Insuffizienz
– Vitamin B_{12}, Folsäure (Schilling-Test)	Enzephalopathie, funikuläre Myelose
– TPHA	Syphilis
– HIV-Test	AIDS
– Borrelien	Meningo-Enzephalitis

Tabelle 3. Technische Untersuchungen

Routine (Zusatzuntersuchungen)	Ausschluß von
– EEG/EEG-Mapping (24-h-EEG, VEP, AEP, SEP)	Epileptischen Erkankungen, Stoffwechselstörungen
– CCT (CCT mit KM, MRT)	Tumoren, vaskulären Ursachen, Hydrozephalus
– Doppler-Sonographie (extra- und transkraniell) (Duplex)	Extra- u. intrakraniellen Gefäßprozessen
– rCBF (^{133}Xenon-Clearence-Technik)	Hirndurchblutungsstörung
– HM-PAO-SPECT (^{99m}Tc-Hexamethyl-Propylenaminoxim Single Photon Emission Computertomography)	Hirndurchblutungsstörung
– EKG (24-h-EKG)	Arrhythmie, Herzinsuffizienz
– Röntgen-Thorax	Herzvergrößerung, Lungenerkrankung
– Herz-Ultraschall	Endokarditis, Klappenerkrankung
– Blutdruckprofil	Hypertonie
– Liquor	Entzündlichem Prozeß

urteilenden Arzt, bei dem alle Befunde zusammenfließen, da aus terminlichen Gründen die CCT- und MRT-Bilder meist zum Zeitpunkt der rCBF- und HM-PAO-SPECT-Untersuchung noch nicht vorliegen.

Diagnostische Kriterien

Die Diagnosen werden nach den Kriterien des DSM-IIIR unter Einbeziehung des Hachinski-Score gestellt. Unter dem Begriff der MID werden alle am ehesten vaskulär bedingte dementielle Abbauprozesse subsumiert, hier können sowohl kardioembolische, als auch makro- und mikroangiopathische zerebrale Infarkte ursächlich sein. Der Schweregrad der Demenz wird nach dem Ergebnis der Global Deterioration Scale (Reisberg et al. 1982) bemessen.

Patientenkollektiv

Bei den ersten 45 untersuchten Patienten wurden die in Abb. 1 dargestellten Diagnosen gestellt. Das Erfreulichste daran ist, daß bei einem Viertel der Patienten keine Demenz diagnostiziert wurde. Die Verteilung von MID und DAT entspricht in etwa den in der Literatur angegebenen Häufigkeiten mit einem Überwiegen der DAT-Patienten. Auffallend ist der im Vergleich zu Literaturangaben eher geringe Anteil an Mischformen. Zu Beginn unserer Untersuchung hatten wir nur in fraglichen Fällen eine MRT-Untersuchung durchführen können. Ein großer Teil der Patienten wurde jetzt im Rahmen einer Studie nachuntersucht, hierbei ergaben sich keine Hinweise auf ein zusätzliches vaskuläres Geschehen, so daß wir bei dieser Gruppe von einer relativ hohen diagnostischen Treffsicherheit ausgehen. Schwieriger zu entscheiden ist unserer Meinung nach, ob sich unter den als MID eingestuften Patienten nicht doch Mischformen von MID und DAT verbergen.

Ein weiterer wichtiger Aspekt ist, daß unter den DAT-Patienten nur 11% mit einer zusätzlichen Depression waren, hingegen unter den MID-Patienten 33% mit einer Depression und 27% mit einem paranoid halluzinatorischen Syndrom (Abb. 2). Die zusätzliche psychiatrische Erkrankung war bei den MID-Patienten in vielen Fällen der Grund, sie in die psychiatrische Klinik zu überweisen.

Personalbestand

Der Zeitaufwand, der pro Patient in die Untersuchung, Aufklärung, Beratung, Einzel- und Gruppengespräche auch der Angehörigen investiert wird, liegt bei ca. 10–12 h und sprengt den üblichen Rahmen einer ambulanten Untersuchung.

Zur Zeit steht für die Gedächtnisambulanz 1 Arzt- und ½ Psychologen-Stelle zur Verfügung. Wir bemühen uns um die Bereitstellung einer Sozialarbeiterin zur besseren Lösung der mit diesen Krankheitsbildern verbundenen schwerwiegenden sozialen Probleme.

Die Ergebnisse der Untersuchungen werden den überweisenden Ärzten inklusive möglicher therapeutischer Maßnahmen in Form eines ausführlichen Arztbriefes zur Verfügung gestellt.

Genetisches Risiko

Ein nicht unproblematischer Aspekt ist die genetische Beratung. Diese Frage wird nach Diagnosestellung vor allem bei DAT-Patienten sehr häufig von den nahen Verwandten, speziell den Kindern der Patienten, an uns herangetragen.

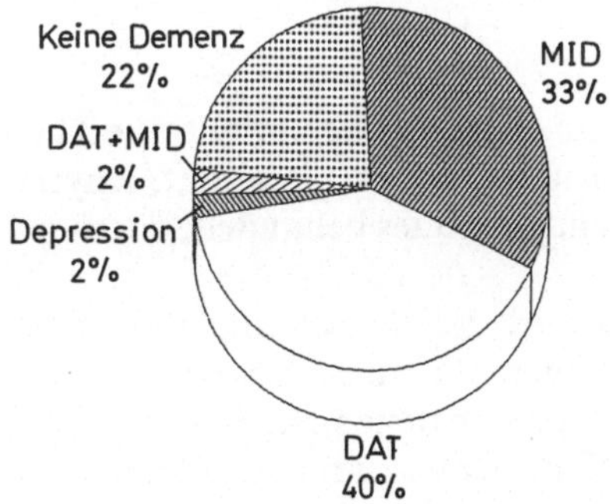

Abb. 1. Gedächtnissprechstunde – Patientenkollektiv (n = 45)

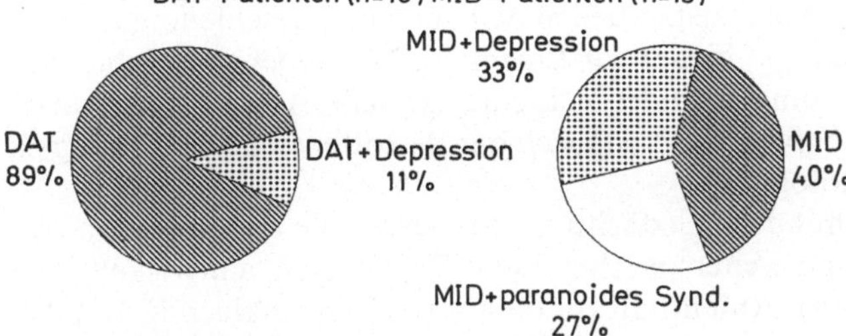

Abb. 2. Gedächtnissprechstunde – Patientenkollektiv DAT-Patienten (n = 18), MID-Patienten (n = 15)

Bei konkreten Fragen arbeiten wir hier eng mit dem Genetischen Institut zusammen und verweisen dorthin. Ein Überblick über die in der Literatur angegebenen Zahlen kann der Tabelle 4 entnommen werden.

Auffallend ist das ca. 2- bis 4mal so hohe Risiko für Verwandte ersten Grades von DAT-Patienten im Vergleich zur Allgemeinbevölkerung. Bei relativ frühem Krankheitsbeginn (vor dem 70. Lebensjahr) und wenn zusätzlich noch ein Elternteil des Indexfalles betroffen war, muß mit einem höheren Morbiditätsrisiko von 45–50% gerechnet werden.

Diese statistisch hochgerechneten Zahlen werden für die Mehrzahl der Patienten erst ab dem 70. Lebensjahr relevant, verlangen aber um so mehr nach einer Überprüfung aufgrund möglichst sicher gestellter Diagnosen.

Tabelle 4. Genetisches Risiko der Alzheim-Erkrankung unter Verwandten ersten Grades

	Morbiditätsrisiko bis 90. Lj.
Larson et al. (1963)	>20%
Heston et al. (1980)	>20%
Breitner u. Folstein (1984, 1987)	=50%
Farrer et al. (1989)	=24%
Allgemeinbevölkerung	= 5–12%

Therapie

Bei den MID-Patienten wird in erster Linie eine an den Ursachen orientierte Therapie betrieben. Das heißt, es werden Risikofaktoren möglichst beseitigt, Rhythmusstörungen, Herzinsuffizienz, Vitien, ulzerierende Plaques behandelt, die rheologischen Blutparameter verbessert.

Da bisher keine ursächliche Therapie des M. Alzheimer bekannt ist, setzen wir unter möglichst kontrollierten Bedingungen (Testpsychologie, EEG-Mapping) Nootropika zur Therapie ein. In fortgeschrittenen Stadien oder bei Vorliegen einer Psychose kommen zusätzlich Neuroleptika und Antidepressiva zum Einsatz. Speziell bei den Antidepressiva versuchen wir auf solche ohne einen anticholinergen Wirkungsmechanismus oder anticholinerge Nebenwirkungen zurückzugreifen, da anticholinerg wirkende Pharmaka den Mangel an Azetylcholin weiter vergrößern und den dementiellen Abbauprozeß beschleunigen.

Als unterstützende Therapie bieten wir Einzel- und Gruppengespräche auch für Angehörige an. In Planung befindet sich eine spezielle Angehörigengruppe zur Information und zum Erfahrungsaustausch der Betroffenen unter Leitung eines Arztes und einer Psychologin.

Aus den Erfahrungen mit der „Gedächtnis"-Sprechstunde haben wir ein umfassenderes Konzept für eine „Alterspsychiatrische Tagesklinik" entwickelt, u. a. auch um für die Patienten den Aufenthalt zur diagnostischen Abklärung und therapeutischen Maßnahmen angenehmer und adäquater zu gestalten.

Zusammenfassung

Bei Demenz-Erkrankungen im Alter ist die klinische Diagnostik bisher noch nicht befriedigend, gleichzeitig sind jedoch therapeutische Entscheidungen und prognostische Aussagen nur auf der Grundlage weitestgehend gesicherter Diagnosen sinnvoll. Angesichts dieser Problematik wurde die Bonner „Gedächtnis"-Sprechstunde mit folgender Zielsetzung ins Leben gerufen: 1. Frühdiagnose der Demenz, insbesondere Erkennung der behandelbaren Formen; 2. Erforschung, Entwicklung, Validisierung und Anwendung von medizinischen und neuropsychologischen Methoden bei Diagnostik und Therapie; 3. Beratung und Information der Patienten, ihrer Angehörigen und der betreuenden Ärzte. Der Untersuchungsablauf der überwiesenen Patienten umfaßt neben einer neurologischen und internistischen Untersuchung die psychiatrische und psychologische Exploration mit Hilfe standardisierter Testverfahren. Bei Verdacht auf eine Demenz werden zusätzlich eine umfangreiche Labordiagnostik zum Ausschluß von Grund- und Begleiterkrankungen durchgeführt sowie technische Untersuchungen wie EEG, CCT, Doppler-Sonographie, rCBF sowie HM-PAO-SPECT zur Erkennung von epileptischen Erkrankungen, Tumoren und vaskulären Ursachen der Demenz. Bei den ersten 45 untersuchten Patienten bestand in 40% eine Demenz vom Alzheimer-Typ (DAT), in 33% eine Multiinfarktdemenz (MID), in 2% Mischformen, in 2% Depressionen und in 22% keine Demenz. Von den DAT-Patienten hatten 11% zusätzlich eine Depression. Unter den MID-Patienten fand sich in 33% zusätzlich eine Depression und in 27% zusätzlich ein paranoid-halluzinatorisches Syndrom. Bei der Beratung von Angehörigen hat bei DAT-Patienten insbesondere das genetische Risiko einen besonders hohen Stellenwert. Therapeutisch erfolgt bei MID-Patienten in erster Linie eine Behandlung der Grunderkrankungen. Bei DAT-Patienten werden unter möglichst kontrollierten Bedingungen Nootropika eingesetzt, gegebenenfalls Neuroleptika und Antidepressiva ohne einen anticholinergen Wirkungsmechanismus. Zusätzlich werden Einzel- und Gruppengespräche für die Angehörigen angeboten.

Literatur

American Psychiatric Association (1987) Diagnostic and Statistical Manual of Mental Disorders DSM-IIIR (Third Edition-Revised). Washington, DC

Bäumler G (1974) Lern- und Gedächtnistest LGT3. Hogrefe, Göttingen

Blessed G, Tomlinson BE, Roth M (1986) The association between quantitative measures of dementia and of senile change in the cerebral grey matter of elderly subjects. Br J Psychiatry 114:797–811

Breitner JCS, Folstein MF (1984) Familial Alzheimer dementia: a prevalent disorder with specific clinical features. Psychol Med 14:63–80

Copeland JRM, Kelleher MJ, Kellet JM et al. (1975) Cross-national study of diagnosis of the mental disorders: a comparison of the diagnoses of elderly psychiatric patients admittet to mental hospitals serving Queens County, New York, and the former Borrogh of Camberwell, London. Br J Psychiatry 126:11–20

Farrer LA, O'Sullivan DM, Cupples LA, Growdon JH, Myers RH (1989) Assessment of genetic risk for Alzheimer's disease among first degree relatives. Ann Neurol 25:485–493

Folstein MF, Folstein SE, McHugh PR (1975) „Mini Mental State". A practical method for grading the cognitive state of patients for the clinical. J Psychiat Res 12:189–198

Frühauf K (1983) Aphasie-Prüfverfahren APV. Psychodiagnostisches Zentrum der Humboldt-Universität Berlin

Gustafson L, Nilsson L (1982) Differential diagnosis of presenile dementia on clinical grounds. Acta Psychiat Scand 65:194–209

Hamster W, Langner W, Mayer K (1980) Tübinger Luria-Christensen Neuropsychologische Untersuchungsreihe. Beltz, Weinheim

Heston LL, Mastrin AR, Anderson VE, White J (1981) Dementia of the Alzheimer type. Clinical genetics, natural history, and associated conditions. Arch Gen Psychiatry 38:1085–1090

Horn W (1983) Leistungsprüfsystem L-P-S. Hogrefe, Göttingen

Huber W, Poeck K, Weniger D, Willmes K (1983) Aachener Aphasie Test (AAT). Hogrefe, Göttingen

Kessler J, Denzler P, Markowitsch H (1988) Demenztest. Beltz, Weinheim

Larson T, Sjögren T, Jacobson GC (1963) Senile dementia: a clinical, sociomedical and genetic study. Acta Psychiatry Scand (Suppl) 39:167

Lehrl S (1977) Mehrfachwahl-Wortschatz-Intelligenztest MWT-B. Straube, Erlangen

Lehrl S, Fischer B (1984) c.i.-Test zur raschen Objektivierung cerebraler Insuffizienzen. „Vless" Verlagsgesellschaft, Ebersberg bei München

Oswald WD, Fleischmann UM (1986) Nürnberger Altersinventar NAI. Universität Erlangen-Nürnberg

Practical considerations in managing Alzheimer's disease I (1987) Geriatrics 42(9):78–84, 87, 90-1 (Panel discussion with moderator RN Butler, MD)

Reisberg B, Ferris SH, De Leon MI (1982) The Global Deterioration Scale for assessment of primary degenerativ dementia. Am J Psychiatry 139:1136–1139

Roether D (1984) Tempoleistung und Merkfähigkeit Erwachsener. Humboldt-Universität, Berlin

Rosen WG, Terry RD, Fuld PA, Katzman R, Peck A (1980) Pathological verification of ischiemia score in differentiation of dementias. Ann Neurol 7:486–488

Rosen WG, Mohs RC, Davis KL (1984) A new rating scale for Alzheimer's disease. Am J Psychiatry 14:1356–1364

Roth M, Tym E, Mountjoy CQ, Huppert FA, Hendrie H, Verma S, Goddard R (1986) CAMDEX. A standardized instrument for the diagnosis of mental disorder in the elderly with special reference to the early detection of dementia. Br J Psychiatry 149:698–709

Wechsler D (1961) Die Messung der Intelligenz Erwachsener. Huber, Bern

Verhaltensmodifikation im natürlichen Umfeld

A. Kurz

Einleitung

Die meisten Demenzzustände in der zweiten Lebenshälfte werden durch irreversible Ursachen hervorgerufen. Ziel der Behandlung kann es daher nur sein, Symptome zu mildern und dem Patienten ein Optimum an Wohlbefinden und Leistungsfähigkeit zu ermöglichen. Das ärztliche Augenmerk ist dabei auf die diagnostisch wichtigen und in der Untersuchungssituation feststellbaren Krankheitsmerkmale gerichtet, wie Störungen des Gedächtnisses, des Denkvermögens, der Sprache oder des Objekterkennens. Entsprechend liegt der Schwerpunkt der therapeutischen Bemühungen auf dem Versuch, die kognitiven Leistungen auf pharmakologischem Weg, unterstützt durch ein Gedächtnis- oder Orientierungstraining, zu verbessern. Im täglichen Zusammenleben mit den Patienten sind kognitive Symptome aber von weit geringerer Bedeutung als ihre Auswirkungen auf das Verhalten. Unselbständigkeit, Passivität, Ansprüchlichkeit, ziellose Unruhe und Panikreaktionen werden von den Angehörigen als besonders problematisch geschildert (Gilleard et al. 1982; Mace 1984) und tragen am stärksten zur Belastung der Familien bei (Zarit et al. 1980; Gilhooly 1984; Gilleard 1984; Morris et al. 1988). Einige dieser unspezifischen Symptome lassen sich medikamentös beeinflussen (Reisberg et al. 1987), allerdings oft zum Preis einer Absenkung der Mobilität, der Vigilanz und des kognitiven Leistungsniveaus. Es stellt sich daher die Frage nach alternativen Möglichkeiten, sie zu vermeiden oder zu mildern.

Wie entstehen die problematischen Verhaltensweisen?

Während die kognitiven Leistungseinbußen als unmittelbare Folge der strukturellen Hirnschädigung angesehen werden können, sind die unspezifischen Verhaltensänderungen weniger eng an die organische Ursache gekoppelt. Sie weisen auch eine insgesamt geringe Korrelation mit dem Schweregrad der kognitiven Störungen auf (Petry et al. 1988; Teri et al. 1989). In ihrer Genese verbinden sich vielfach äußere Anforderungen mit den charakteristischen Störungen von Informationsspeicherung und -verarbeitung mit psychischen Reaktionsformen, die selbst nicht pathologisch sein müssen. Darauf hat schon K. Schneider (1948) hingewiesen. Die erste Hauptform dieses Zusammenwirkens stellen leicht nachvollziehbare Reaktionen auf die bewußt erlebten Leistungsgrenzen dar (Kurz et al. 1988). Beispiele dafür sind depressive Verstimmungen und Ausbrüche von Verzweiflung angesichts des eigenen geistigen Niedergangs. Den zweiten Typ kann

Hirnleistungsstörungen im Alter
Hrsg.: Hans-Jürgen Möller
© Springer-Verlag Berlin Heidelberg 1991

man als Überforderungsreaktionen bezeichnen (Wieser et al. 1963). Sie entstehen
bevorzugt aus der Konfrontation mit unüberschaubaren Situationen und nicht
zu verarbeitenden zwischenmenschlichen Konflikten. Die abnorme Intensität der
dabei auftretenden panischen oder aggressiven Affekte ist durch die verminderte
intellektuelle Kontrolle von Emotionen erklärbar (Berrios 1989). Die dritte Form
schließlich sind Anpassungs- und Bewältigungsversuche wie verstärktes Kon-
taktbedürfnis, Verleugnung von Fehlleistungen, projektive Abwehr, Vermeiden
von Anforderungen, Passivität und Sicherung des Besitzes. Ihre einfache Struktur läßt sich daraus ableiten, daß höher organisierte Strategien nicht mehr zur
Verfügung stehen.

Wie können die problematischen Verhaltensweisen modifiziert werden?

Bei Demenzkranken läßt sich das Prinzip zeitlich begrenzter Interventionen, die
über einen Lernvorgang zu andauernden Verhaltensänderungen führen, nicht
anwenden. Dies wird durch die flüchtigen Effekte des Orientierungs- und Ge-
dächtnistrainings verdeutlicht (Powell-Proctor u. Miller 1982; Zarit et al. 1982).
Die Vermeidung und Milderung von problematischen Verhaltensweisen kann
aber auf ein anderes Modell zurückgreifen, das sich in der Behandlung von jün-
geren Schizophrenen (Vaughn u. Leff 1976) und von verhaltensgestörten Kindern (Tharp u. Wetzel 1975) bewährt hat. Ausgehend vom interaktionalen
Grundgedanken der Familientherapie (Watzlawick u. Weakland 1980) wird dabei versucht, das Verhalten der Patienten durch systematische Veränderungen im
Verhalten ihrer Bezugspersonen kontinuierlich zu beeinflussen (Coons 1987). Die
Voraussetzungen für eine Verhaltensmodifikation im natürlichen Umfeld sind
bei Demenzkranken einerseits günstig, denn das Interaktionsfeld ist eng begrenzt
und die Interaktionsdichte ist außerordentlich hoch. Andererseits wird den Angehörigen als Trägern der verhaltenskorrigierenden Maßnahmen zusätzlich zu
den Belastungen der Pflege ein schwieriger Lernprozeß und ein hohes Maß an
Selbstdisziplin abverlangt. Es versteht sich von selbst, daß die folgenden allgemeinen Verhaltensregeln der Person des Patienten sowie der Eigenart und dem
Schweregrad der Krankheit individuell angepaßt werden müssen.

Verständnis, Wertschätzung und Toleranz

Eine positive Grundhaltung und ein verläßlicher emotionaler Rückhalt erleichtern es den Patienten, sich trotz ihrer Einschränkungen als vollwertige und lie-
benswerte Menschen zu empfinden, stärkt ihr angegriffenes Selbstvertrauen und
ermutigen sie, verbliebene Fähigkeiten zu nutzen. Eine gründliche Aufklärung
und Beratung muß die Angehörigen in den Stand setzen, befremdliche Verhaltensweisen als krankheitsbedingt zu begreifen, die subjektive Welt der Patienten
als für sie gültig anzuerkennen und sich in ihr verändertes Erleben hineinzuver-
setzen.

Vermeiden von unnötiger Konfrontation

Kritik und Zurechtweisung sind meist erfolglose Versuche der Bezugsperson, die Normalität aufrechtzuerhalten. Die Patienten werden dadurch in der Regel verunsichert und gekränkt. Die Angehörigen müssen einsehen, daß es meist nichts nützt, unrichtigen Überzeugungen und Befürchtungen Argumente entgegenzuhalten oder auf ungerechtfertigte Beschuldigungen mit verbaler Verteidigung zu antworten. Stattdessen gilt es, in Konfliktsituationen andere Strategien wie Ablenkung und emotionale Zuwendung einzusetzen.

Vermittlung von notwendiger und nutzbarer Information

Auch einfache Aufgaben vermitteln dem Patienten Bestätigung, wirken der negativen Selbstetikettierung als völlig unfähig und nutzlos entgegen und definieren einen Platz in der Gemeinschaft. Bei der Suche nach geeigneten Tätigkeiten kann die Rückbesinnung auf die Jugend und auf das frühe Erwachsenenalter, auf ehemalige Interessen und Liebhabereien hilfreich sein. Besondere Aufmerksamkeit sollte Formen der Beschäftigung zuteil werden, die gemeinsam ausgeführt werden können und die das emotionale Erleben, das ästhetische Empfinden und den Bewegungssinn ansprechen.

Aufrechterhaltung der Eigenständigkeit

Bei Demenzkranken ist die Fähigkeit eingeschränkt, den Gang der Ereignisse zu verfolgen und komplexe Situationen zu überblicken. Deswegen sind sie auf ständige Orientierungshilfen angewiesen. Diese bestehen vor allem in der Verdeutlichung des Zusammenhangs zwischen Vergangenem, Gegenwärtigem und Künftigem. Kommunikationsstörungen lassen sich durch Vereinfachung der Sprache und durch den Einsatz nichtverbaler Verständigungsmöglichkeiten zumindest teilweise ausgleichen. Orientierungshilfen sind auch ein gleichbleibender, überschaubarer Tagesablauf, Hinweisschilder, eine gut ablesbare Uhr, eine Tafel mit den wichtigsten Mitteilungen und eine ausreichende nächtliche Beleuchtung. Die Ausstattung des Zimmers mit vertrauten Möbeln, Bildern und Photographien erleichtert es den Patienten, sich geboren und heimisch zu fühlen. Ein Übermaß an Sinneseindrücken sollte vermieden werden.

Förderung von verbliebenen Fähigkeiten

Der Verlust der Autonomie ist eine der schmerzlichsten Erfahrungen der Patienten. Deshalb kommt es darauf an, für ein Höchstmaß an Eigenständigkeit zu sorgen und Hilfestellungen auf den notwendigen Umfang zu beschränken. Hindernisse, welche die Eigenständigkeit unnötig einengen, wie beispielsweise unzweckmäßige Kleidung, lassen sich oft leicht aus dem Weg räumen. Zur Förderung der Autonomie gehört auch die Ausschaltung von möglichen Gefahrenquellen, wie sie von Gas- oder Elektrogeräten, schlechter Beleuchtung oder unzureichenden Handgriffen in Bädern, Toiletten und Treppen ausgehen können.

Wahrung der Identität

Die Erinnerung an das zurückliegende Leben ist für jeden Menschen eine wichtige Wurzel der persönlichen Identität. Demenzkranke können aber den Zugang zu ihrer Biographie verlieren. In Gesprächen über die Vergangenheit, über frühere Freuden, Erfolge und Schwierigkeiten, über alte Freunde und Bekannte oder über das Leben der Kinder und Enkelkinder läßt sich dieser Bezug wieder herstellen.

Diese Verhaltensregeln können in Beratungsgruppen unter der Leitung von Ärzten, Psychologen oder Sozialpädagogen, aber auch von speziell geschultem Pflegepersonal rasch erarbeitet und eingeübt werden. Die Gruppenform bietet gegenüber der Einzelberatung den Vorteil einer gegenseitigen Anregung und Verstärkung der Teilnehmer (Kurz et al. 1987). Die bisherigen Erfahrungen zeigen, daß das Auftreten problematischer Verhaltensweisen in vielen Fällen, manchmal sogar mit überraschenden Erfolgen, beeinflußt werden kann, daß aber nicht alle Angehörigen zu einer konsequenten Umstellung ihres Umgangsstils in der Lage sind. Es ist von großer praktischer Bedeutung, die Wirksamkeit der Verhaltensmodifikation im natürlichen Umfeld durch kontrollierte Studien zu überprüfen und Voraussagemöglichkeiten dafür zu gewinnen, welche Familien von dieser Interventionsform profitieren.

Zusammenfassung

Unspezifische Symptome wie Angst, Depression, Passivität, Unruhe und Aggressivität sind im täglichen Zusammenleben mit Demenzkranken von größerer Bedeutung als die diagnostisch wichtigen kognitiven Symptome. Die unspezifischen Symptome sind großenteils keine unmittelbaren Folgen der organischen Hirnschädigung, sondern sie entstehen durch das Zusammenwirken von äußeren Anforderungen, kognitiven Defiziten und psychischen Reaktionsformen, die selbst nicht pathologisch sein müssen. Zur Vermeidung und Milderung problematischer Verhaltensweisen der Patienten kann eine systematische, den Erfordernissen der Krankheit angepaßte Umstellung im Verhalten der Bezugspersonen wesentlich beitragen. Dazu gehören Verständnis, Wertschätzung und Toleranz, Vermeiden von unnötiger Konfrontation, Vermittlung von notwendiger und nutzbarer Information, Förderung von verbliebenen Fähigkeiten, Aufrechterhaltung der Eigenständigkeit sowie Wahrung der Identität.

Literatur

Berrios GE (1989) Non-cognitive symptoms and the diagnosis of dementia. Br J Psychiatry 154 (Suppl 4):11–16
Coons DH (1987) Overcoming problems in modifying the environment. In: Altman HJ (ed) Alzheimer's disease. Problems, prospects, and perspectives. Plenum Press, New-York
Gilhooly MLM (1984) The impact of care-giving on care-givers: factors associated with the psychological well-being of people supporting a dementing relative in the community. Br J Med Psychol 57:35–44

Gilleard CJ (1984) Living with dementia: community care of the elderly mentally infirm. Croom Helm, London

Gilleard CJ, Boyd WD, Watt G (1982) Problems in caring for the elderly mentally infirm at home. Arch Gerontol Geriatr 1:151–158

Kurz A, Feldmann R, Lauter H (1988) Leben mit der Demenz. Fundamenta Psychiatrica 2:3–7

Kurz A, Feldmann R, Müller-Stein M, Romero B (1987) Der demenzkranke ältere Mensch in der Familie. Grundzüge der Angehörigenberatung. Z Gerontol 20:248–251

Mace NL (1984) Self-help for the family. In: Kelly WE (ed) Alzheimer's disease and related disorders. Research and management. Thomas, Springfield, Ill.

Morris RG, Norris LW, Britton PG (1988) Factors affecting the emotional wellbeing of the caregivers of dementia sufferers. Br J Psychiatry 1564:147–156

Petry S, Cummings JL, Hill MA, Shapira J (1988) Personality alterations in dementia of the Alzheimer type. Arch Neurol 45:1187–1190

Powell-Proctor L, Miller E (1982) Reality orientation: a critical appraisal. Br J Psychiatry 140:457–463

Reisberg B, Borenstein J, Salob SP, Ferris SH, Franssen E, Georgotas A (1987) Behavioral symptoms in Alzheimer's disease: phenomenology and treatment. J Clin Psychiatry 48 (Suppl 5):9–15

Schneider K (1948) Der Aufbau der körperlich begründbaren Psychosen. In: Schneider K (Hrsg) Beiträge zur Psychiatrie. Thieme, Stuttgart

Teri L, Borson S, Kiyak HA, Yamagishi M (1989) Behavioral disturbance, cognitive dysfunction, and functional skill. Prevalence and relationship in Alzheimer's disease. J Am Geriatr Soc 37:109–116

Tharp RG, Wetzel RJ (1975) Verhaltensänderungen im gegebenen Sozialfeld. Urban & Schwarzenberg, München

Vaughn CE, Leff JP (1976) The influence of family and social factors on the course of psychiatric illness. A comparison of schizophrenic and depressed neurotic patients. Br J Psychiatry 129:125–137

Watzlawick P, Weakland JH (1980) Interaktionen. Huber, Bern

Wieser S, Rink E, Jungklaas K (1963) Psychische Überforderungsreaktionen III. Zur Psychopathologie der Demenz und der organischen Wesensänderung. Arch Psychiat Z Ges Neurol 204:288–309

Zarit SH, Reever KE, Bach-Peterson J (1980) Relatives of the impaired elderly: correlations of feelings of burden. Gerontologist 20:649–660

Zarit SH, Zarit JM, Reever KE (1982) Memory training for severe memory loss. Effects on senile dementia patients and their families. Gerontologist 22:373–377

Sachverzeichnis